吴南京 著

医道求真

临床医案笔记

第四辑

中国科学技术出版社
CHINA SCIENCE AND TECHNOLOGY PRESS
北 京

图书在版编目（CIP）数据

医道求真．第四辑，临床医案笔记／吴南京著．—北京：
中国科学技术出版社，2016.12
ISBN 978-7-5046-7336-7

Ⅰ．①医… Ⅱ．①吴… Ⅲ．①中医学②医案－汇编－
中国－现代 Ⅳ．① R2

中国版本图书馆 CIP 数据核字（2016）第 312172 号

策划编辑	焦健姿
责任编辑	焦健姿　王久红
装帧设计	华图文轩
责任校对	龚利霞
责任印制	马宇晨

出　　版	中国科学技术出版社
发　　行	科学普及出版社发行部
地　　址	北京市海淀区中关村南大街 16 号
邮　　编	100081
发行电话	010-62103130
传　　真	010-62179148
网　　址	http：//www.cspbooks.com.cn

开　　本	720mm×1000mm　1/16
字　　数	229 千字
印　　张	14.5
版、印次	2017 年 2 月第 2 版第 1 次印刷
印　　数	0001 － 5000
印刷公司	北京威远印刷有限公司
书　　号	ISBN 978-7-5046-7336-7/ R·1968
定　　价	29.50 元

内容提要

　　本书总结了作者多年行医之心法，详细介绍了作者在临床实践中对方药的使用方法及疗效、临床辨治方法及用药心得、中医学习途径与提高医术的方法，并配有大量的医案以佐证其医学心法与临证思路。全书内容丰富，语言通俗，理法方药兼备，具有重要的临床意义及较高学术价值，适合中医临床工作者、中医药院校师生、中医药研究工作者及中医爱好者阅读参考。

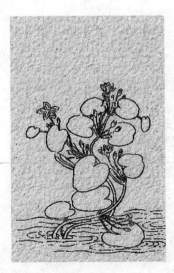
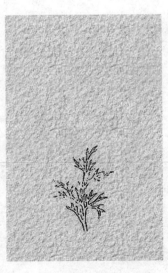
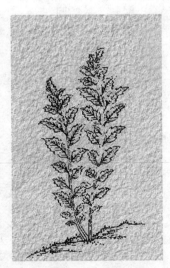

作者简介

吴南京，出生于浙江庆元，先后师从浙江省脾胃病学会主任周亨德教授、浙江宋氏妇科 38 代传人宋世华教授、中国中医科学院博士生导师陶广正教授，对疑难重症治疗颇有心得。曾就职于横店集团下属文荣医院，参与创办该院中医科，后又担任横店集团医院中医学顾问，负责横店集团医院的一些疑难重症会诊、审方等工作。

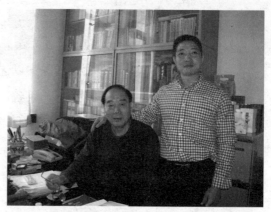

★ 作者与恩师中国中医科学院陶广正教授

为普及百姓的养生知识，曾在金华电台"对农广播栏目"进行系列健康讲座；《浙商杂志》、《金华晚报》、金华电视台等多家新闻媒体做过专题报道。近期参与"免费午餐"慈善事业发起人邓飞的"大病医保"慈善事业，同时担任华夏中医论坛网站学术顾问。

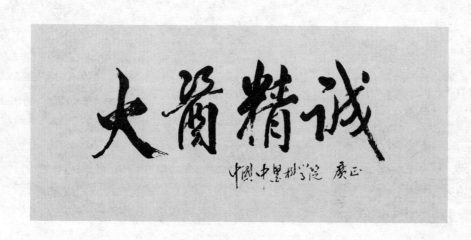

徐 序

我出生于 1935 年，已是一个 82 岁的老人了。回顾几十年来经历的风风雨雨，我不敢说成功，只是为横店老百姓做了些好事。但遗憾的是，横店缺乏优秀的中医师人才，很多百姓生了重病得不到有效的治疗，我为此事一直在着急。

我对南京的中医情结有所了解。他因父亲病重难治，十五岁时便辍学务农，种田之余边自学中医边为父治疗。历时三年，他竟治好了父亲的病。其后，南京遍访名师，先后问业于浙江省中医院的宋世华教授、周亨德教授，二十几年如一日地坚持学习。正是由于这片诚心和恒心，中国中医科学院博士生导师陶广正教授收他为嫡传弟子。

南京与横店有着不解之缘。2009 年，他进入横店集团金华文荣医院，参与创建中医科；后入横店集团医院坐诊，治愈颇多疑难重病。这些年来，我和南京不时谈起发展中医的事。南京在和横店接触的数年中深受影响，具有很强的社会责任感。他说一个医生的力量毕竟有限，要著书立言，把自己从医的心得体会整理成书传播出去，奉献给社会，以便让更多生病的百姓得到更好的治疗。我为横店能培养出这样一个好中医师，感到很开心。

前些日子，南京把书稿给我看，我不懂中医，但从字里行间看得出来，他在用心写作。书的内容通俗易读，写作方式上别具一格，真实地把他多年摸索总结出来的宝贵经验毫无保留地呈现出来，无私而坦荡。面对这样的好书，我乐为之序。

丙申夏于浙江横店

辨证论治是中医之魂
（代自序）

中医治病之难，首先难在辨证，因为精准的辨证是治疗效果的前提。有了正确的辨证，才能明确病机，并针对病机进行选药组方。这就是中医学的辨证论治。

中医药大学在诊断方面有专门的《中医诊断学》教材，系统地对中医诊断疾病时医生通过眼（看病人气色、神态等内容的望诊）、耳和鼻（听病人的声音、嗅病人或病理产物气味的闻诊）、嘴（问病人身体具体情况的问诊）、手（通过手触觉去感知病情的切诊）等感觉器官采集病情的具体方法进行讲解。望、闻、问、切四诊是辨证的基础，只有将采集到的相关信息以中医理论体系为前提进行归类分析，才能发现疾病的核心关键所在，才能制订出针对性的治疗方案。

中医学有中医学的理论体系，有中医学的标准。所以要想做到精准辨证，对于中医学理论体系的相关知识必须全面深入地理解，只有这样才能对病人表现出来的症状群进行有机的归类、分析、推理，分清病情的主次，治疗才不会失去方向。如果仅以一个西医的病名就机械地套药治疗，必定达不到理想的治疗效果。

中医的辨证论治过程，其实就是一个逻辑推理过程。

逻辑一词来源于希腊的翻译，有两种不同层次和角度的含义，一是顺序规律，二是归类总结。推理过程是吸收信息，再把信息进行综合判断归类，再来推理论证。但这个规律得以中医学体系的规律为准则，以中医学的方法论对症状群来进行归类总结。西医学的实验室数据和一些影像材料，只是提供一个参考，要把这些参考资料融入中医的辨证体系里来。比如病人血常规检查白细胞、血红蛋白的值偏低，西医学称为免疫力低下。但是对于中医来说，要看病人的具体症状表现，如果见病人气短、神疲、怕冷、便溏、舌淡、脉沉无力……则说明是气阳两虚，治疗得补气温阳为治；如果见病人面色萎黄、五心烦热、口干渴、舌红、脉细数……则说明是阴血亏虚，治疗得养阴补血，不能机械地按免疫力下降而乱吃营养药。

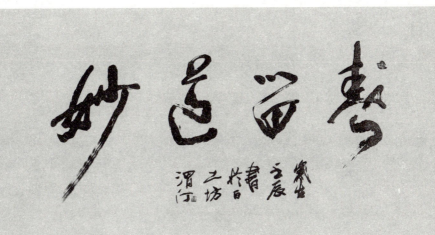

有些疾病，西医与中医的诊断标准不同，所以对于疾病的整体治疗效果也不尽相同。西医以各种化验指标作判断，指标正常了，就认为疾病痊愈了；而中医则是根据病人的整体情况来把握。比如慢性肾炎，西医的各种化验指标都达正常值了，但是中医的辨证只要见病人脉弱无力、神疲无力等体虚的症状群存在，也一样得继续治疗，否则病情常常会反复发作，不能算痊愈，这是中医辨证论治与西医学的不同之处。但是一些微观的东西，西医实验室检查确有可取之处，可以结合起来，统一到中医学体系中，作为中医辨证论治的一种补充。

中医理论的核心是讲地理环境、天气节气、饮食、情绪、起居等综合因素致病及其治疗，是讲求"天人合一"的医学体系，所以辨证时要考虑节气和天气、地理环境、人体等因素。病情不是一成不变的，会随着各种因素的变化而变化，所以治疗也要相应地变化，这才是正确的治疗。

辨证论治是中医的灵魂，虽说有些民间偏方针对某一种证候的疾病有特殊的效果，但是同样的病，病机不同，效果也不同。所以针对这些偏方，一样得以辨证论治的思想进行分析整理，而不是机械地用某方、某药去套治某病。

吴南京

丙申年夏于浙江金华

目 录

医道求真 肆
临床医案笔记

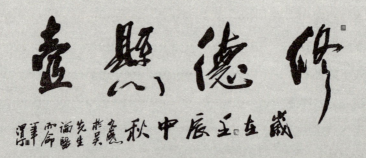

笔记 1：贝赫切特综合征（白塞综合征）

邵某，女，65 岁，金华市区人。因口腔溃疡疼痛不能进食，严重失眠。2009 年 3 月，由其女送至金华九德堂名医馆就诊。细问之，询得白塞综合征，杭州、上海等大医院治疗 3 年余，病情一直反复，得不到有效控制。患者面色萎黄，神疲无力，尿灼热黄，舌绛红，苔薄，脉虚细数。

拟：健脾清胃

> ▶处方：党参 30g，生白术 30g，茯苓 15g，生甘草 50g，黄芩 20g，黄连 10g，莲子心 10g，竹叶 10g，川木通 10g，枳壳 10g。3 剂。

二诊，患者口痛大减，精神明显好转但口腔溃疡未愈，舌脉如前。原方加生姜 10g，5 剂。

三诊，口腔溃疡已愈合。舌脉如前。

> ▶处方：党参 30g，生白术 20g，莲子心 15g，百合 50g，丹参 30g，枳壳 15g。5 剂。

四诊，患者自我感觉已无不适。

以三诊药方加减，后期用药有女贞子、枸杞子、炒白芍、巴戟天、菟丝子等，连续治疗到 2009 年 10 月。2010 年冬天随访，自诉这一年多来已无不适。

按：本病又称眼、口、生殖器综合征。是一种原因不明的以细小血管炎为病理基础的慢性进行性多系统损害，与自身免疫功能、病毒感染有关。因为本病的临床表现复杂，如果缺乏对疾病的整体认识，就医时可能会把各种症状分别向不同专科的医生叙述，常常会出现"头痛医头、脚痛医脚"的局面，丧失接受最佳治疗的机会。目前西医对本病没有特殊的疗法，一般都是以糖皮质激素治疗，也有选用雷公藤、干扰素等。中医早在《金匮要略》就有"蚀于喉为惑，蚀于阴为狐"的论述，与本病较相似，认为是湿热毒为患，并提出用甘草泻心汤治疗。现在也有很多医家对该方的临床应用加以证实，实有效果。

考虑到本案病人几天没有进食，中气大虚，加上"大火食气"，内火重会耗伤元气，所以病人的临床气虚表现明显。再从患者的症状和舌脉合参，所以用甘草泻心汤加减变通，党参、生白术、茯苓、生甘草、枳壳取异功散之意，以调补中焦；生甘草、黄芩、黄连、木通、竹叶清热燥湿；并用大剂量生甘草一方面清心，一方面补中，大剂量服用生甘草，有类激素样作用，但没有激素的不良反应，因考虑到甘草大量运用，可引起尿潴溜，所以加用木通和竹叶，一方面可以制甘草的不良反应，另一方面可以加重清心的力度。药证合拍，所以效果理想，但本病的治疗，要有一个较长的过程。还好，患者配合，连续治疗近 7 个月，终于使疾病从根本上得到解决。患者年过花甲，肾气大虚，肾阴为一身阴气之根本，所以在治疗上，早期热象明显，治疗以清养结合，到了后期，治疗的重点必然以固养肾精为主。

笔记2：重用百合治疗慢性支气管炎

　　慢性支气管炎属于中医"咳嗽""久咳"等病的范畴，是常见的疑难病之一，中医对此病的认识有悠久的历史，积累了丰富的经验。百合是历代名中医治疗本病的常用中药之一，始载于《神农本草经》，列为中品，可以作为食品，性甘寒，归心肺经，有养心润肺、清心安神的作用，历代本草均有记载，但大剂量的运用临床报道不多，本人曾用大剂量百合治疗支气管炎而获理想效果。

　　我妈妈37年前生我大姐,坐月子时得了风寒而患咳嗽，由于当时的家庭条件差，没有把病治愈留下病之宿根，每年春、秋、冬三季不时发作剧烈的阵阵干咳，咳嗽时小便失禁。早年因家里穷，一家人是靠妈妈上山挖草药到供销社里变卖成钱来维持生计，天天在山里日晒雨淋的，生活的艰辛，使她还得了慢性尿路感染，反复的尿频尿痛。所以过多的服用苦寒中草药，胃气败坏，纳食不多，稍食性凉食物就胃痛。

　　37年来经中西医多方治疗一直无显效，近四年来病情越发严重。形体瘦弱，神疲乏力，失眠，四肢不温。舌黯淡多津，地图纹舌苔，脉沉细缓。综上所述，辨证为脾肾阳虚和肺阴虚合并见证，治以温补脾肾，佐以润肺化痰。2001年10月份，我自行给妈妈用中药治疗。

> ▶ 处方：党参20g，白术15g，茯苓15g，甘草10g，陈皮10g，半夏10g，肉桂3g，附子3g，沙参15g，麦冬15g，麻黄3g，15剂。

　　服15剂后，妈妈肢体稍温，纳食增加，精神好转，失眠有所好转。一个月后天气转凉，咳嗽发作，症状和往年一样。

　　2002年5月1日我从杭州回庆元，妈妈说春天又发生过两次严重咳嗽，但精神纳食等比一诊稍好点。此时虽没咳嗽，但还是形体怕寒，舌脉如一诊，治以健脾

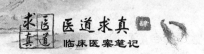

温肾、补阴化痰。

▶ 处方：党参 20g，白术 15g，茯苓 15g，甘草 10g，陈皮 5g，半夏 10g，淫羊藿 10g，沙参 15g，麦冬 15g，五味子 5g，10 剂。

服药至第三剂时发生剧烈咳嗽，停药未服，病又稍好，再服药又引发咳嗽。只得暂时停止治疗。

2002 年 7 月 1 日我又回庆元，见妈妈的症状及舌脉如二诊，因时值大暑天，阴虚严重，已不能再用温药，故以甘寒之品敛肺补阴为主。处方：百合 200g，加入少许红糖，煮熟，傍晚时当点心吃。服两天后出现便溏，于睡前服"参茸卫生丸"一丸，第二天大便正常。如上白天食百合点心，晚上临睡服"参茸卫生丸"[成分：黄芪、人参、党参、白术（麸炒）、苍术、甘草、茯苓、清半夏、陈皮、砂仁、莲子、大枣、龙眼肉、肉豆蔻（煨）、当归、白芍、地黄、制何首乌、香附（醋制）、鹿茸、鹿角、鹿尾、肉苁蓉（酒制）、杜仲（盐制）、枸杞子、酸枣仁（炒）、山茱萸（酒制）、狗脊（沙烫）、紫河车、补骨脂（盐制）、锁阳、桑寄生、续断、牛膝、猪肾、猪骨髓、琥珀、牡蛎、龙骨、乳香（醋制）、秋石、没药（醋制）、熟地黄、木香、川芎、红花、沉香、木瓜、黄芩、远志（制）、麦冬，辅料为黄酒、白酒、牛乳，赋形剂蜂蜜] 一丸，连用药 60 天，妈妈的地图苔消失，体重增加，精神好转，没有失眠，肢凉明显好转，一直没有出现过咳嗽和其他身体上的不适，慢性尿路感染也没怎么发作过。至今也未再有过以前严重的咳嗽，只是偶尔感冒了咳嗽几下也很快好了，临床基本治愈。

对本病的治疗历代名家多有论及，明代医家王纶在《明医杂著》中称："滋之、润之、敛之，则治虚之法也；"张介宾的《景岳全书》也称："内伤之咳，阴病也，阴气受伤于内，故治宜甘平养阴，阴气复而嗽自愈也""内伤之病多不足，若虚中挟实，亦当兼清以润之"。妈妈的病程长达 30 多年，且年龄近 60 岁，精气已大耗，临床见症有脾肾阴虚存在，又有肺阴虚的一面，温脾肾则热更甚而咳更重，专补肺阴则又损脾阳，病情复杂，实在为难。

一诊时值初秋，有金气的肃降，温补脾肾佐以润肺化痰，虽用附桂也没引发咳嗽，应是正治，但由于病重药轻，没有很好地控制病情；二诊是初夏，火令升发，少用淫羊藿之温润药亦引发咳嗽，方中虽有沙参、麦冬之清润，但妈妈肺阴虚太严重，肃降无权，阴不能制阳，而发咳嗽；三诊时值暑月，妈妈肺阴虚严重，甘寒敛肺是正治，所以大剂百合而收功。据张璐的《本经逢原》"百合，能补土清金，止嗽"刘若金《本草述》"百合之功在益气而兼之利气，在养正而更能祛邪"吴仪洛《本草从新》"久嗽之人，肺气必虚，虚则宜敛，百合之甘敛胜于五味子之酸敛也"。

《内经》"五脏六腑皆令人咳，非独肺也"。慢性支气管炎是临床上常见的难治病，给病人带来了很大的痛苦，本病的病机复杂，多证并见，虚实挟杂，治疗时须多方顾及，但对本病非发作期的治疗，补虚敛肺是得效的关键之一，百合有清、敛、润的功效，对肺"喜润而恶燥"的特性颇为适宜，是临床治疗中较为理想的药物。百合同时也是一味食物性的中药，大剂量运用也不会有很明显的不良反应，但本品性寒，对阳虚的病人必须用百合时一定得加入温阳运化之品。

从西医的角度看，反复的咳嗽和反复的尿路感染，看起来是两个疾病。但从中医的角度看，是有很大的内在联系的。中医认为久病入肾，咳嗽日久，必会动摇肾中元气，本人治疗较多的慢性支气管炎，所见的病人都有肾虚证的存在。肾虚，则无力升发，阳气郁闭于下而化热，所以会发生尿路感染。

本人以大剂百合来清肺、固肺，肺气清宁则上源水足，而肾阴可养相火得制，加上参茸卫生丸的健脾温肾，使清阳得以上升，阴火不再陷于下，所以咳嗽好了，尿路感染也好了。

本病一般表现为阴阳俱虚，但以阳虚为多见。说到阳虚很多人觉得百合不能用，这要看具体的临床表现。对于久咳收敛肺气，这是主要的一方面，但一些肾阳虚的病人，因为阳虚不能气化而生内湿，使上焦心火不能下交于肾；下焦的肾阳气化的津液不能上承而见下寒上热的病机。从舌象上来看，舌尖偏红而无苔，舌中根苔又见白厚的腻苔。上热伤津不能滋肺，使咳嗽久治不好，治疗时得健脾温肾以化下焦之湿助气化，同时用百合以清养上焦之肺，咳嗽才能好。另外本病必有伏痰存在，有的病人在治疗过程中化痰药投用太过，使肺燥，这时也要用百合。

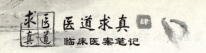
 ## 笔记 3：奔豚咳嗽

谢某，女，36 岁，金华市区人，2009 年 5 月份感冒咳嗽，经某中医治疗半月，咳嗽一直没好，又转治其他中医，治疗一个多月后，人觉恶风，少腹有一股气上冲于咽，则马上呛咳不止，呕吐，必待气下，咳嗽方止，一天反复发作两三次，咳嗽时间均在晚上 19:00 － 22:00 点。2009 年 7 月 10 日来诊，见前方多以清热解毒止咳为治。舌淡苔薄白，脉浮缓。

拟：平冲降逆

▶ 处方：桂枝 30g，生白芍 30g，大枣 10 个，生姜 30g，炙甘草 15g，厚朴 20g，杏仁 15g，茯苓 30g。3 剂。

二诊，上逆之气已除，只觉神疲无力，怕冷。舌淡苔薄，脉缓。

拟：补气健中

▶ 处方：生黄芪 50g，桂枝 15g，生白芍 20g，大枣 10 枚，生姜 20g，炙甘草 10g，厚朴 20g，杏仁 15g，茯苓 30g。5 剂。

上药服后，患者来电话，已痊愈。

按：百姓总觉得感冒是小毛病，其实治疗不得法，一样会成大毛病。有的中医师，不在中医医理上深入揣摩，只去看一些表面的东西，以求速效。比如感冒一症，西医认为是上呼吸道感染，多用抗生素治疗，中医也多用清热解毒药来治，套用西医的理论，把清热解毒和西药的抗生素画上等号。其实感冒无非风寒、风热两种，从外来的病邪，治疗也得把病向外祛除，这才是顺治。感冒初起，不论是风寒还是风热，总的治疗思路还是解表，让邪外去。如果一开始就用清热解毒药来治，对于风寒来说会使风寒更加深入；对于风热来说也会凉伏其邪，使热毒之邪不能外透。只是对于寒温病因的不同，治疗上寒则治以辛温解表，热则辛凉透表。

现在对感冒的治疗，不论是风寒还是风热，西医总是以"上呼吸道感染"用抗生素加上生理盐水静脉滴注，谓是消炎。这种治疗，对于风热感冒来说，还是可以的，但使用抗生素常有肠胃系统等不良反应，最好配合健运脾胃的中药治疗。而对于风寒感冒，所受的是寒邪，治疗必要温散，如果还是以大剂量的抗生素加生理盐水，只会让寒邪不外散，使病情反复难愈，时日一久，人体的免疫力下降，一个小小的感冒变得缠绵难愈。

咳嗽这一感冒中常见的症状，是因为病邪阻遏了体表，影响了肺的宣肃功能，肺主皮毛，只要把表证一解，咳嗽自止。如果咳嗽时痰多，治疗重点应在于排痰，而不是止咳，感冒初起，一见咳嗽就用止咳药，只会影响痰的排出，把病邪向更深处引入。这全是误治，本案就是一个典型。本案病人因为早服寒凉药，寒伏病邪，因很多晚上咳嗽的病人会见阴虚证，所以治疗咳嗽也以夜中咳嗽统用阴药治疗，大剂凉药来补阴，从而使阳气大伤。伤了阳气必引动肾水上冲而作奔豚，白天阳气足，有力抗邪所以白天不会发作上气咳嗽，晚上阴气重无力抗邪则下寒之水气上冲发作。《金匮要略》里讲到用桂枝加桂汤治疗，《伤寒论》讲到喘家伤风，用桂枝加杏仁厚朴汤。本案病人的气冲，上见咳嗽，中见呕吐，下见小腹气冲，是三焦并见气逆，治疗也得三焦并治。所以重用桂枝以降下冲，厚朴以降胃止中焦之冲，杏仁以肃肺下气治上焦之冲。三焦之气下降，则咳嗽自止。二诊患者上冲之气已降，只是久咳伤肺气，所以重用黄芪以补肺气，桂枝汤以调和营卫。

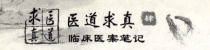

笔记 4：肺癌扩散严重胸腔积液

金某，男，67 岁，金华人。7 年前患肺癌，2008 年 2 月因恶化在金华某医院治疗，查得癌细胞已扩散到腋下淋巴结，胸膜炎严重渗出，每天要抽胸腔积液 700ml，胸闷痛，呼吸困难，医院西医会诊患者生命不超过 3 天。延余会诊，观患者全身皮肤通红，手摸则烫手，体温 39.5℃，呼吸急促，舌红苔薄，脉虚浮，数乱。

拟：补气固脱，逐水消饮

> ▶ 处方：生黄芪 100g，山茱萸 60g，仙鹤草 100g，丹参 30g，葶苈子 30g，紫苏子 30g，白芥子 15g，鱼腥草 30g，黄芩 20g。1 剂。

立刻煎服。煎 2 次，在 1 小时内把药全喝下。

3 小时后身体皮肤热退，脉象稍缓。

二诊：患者胸水减少 200ml，舌红苔薄，脉虚数。

> ▶ 处方：生黄芪 150g，山茱萸 60g，仙鹤草 150g，丹参 30g，葶苈子 30g，紫苏子 30g，白芥子 15g，鱼腥草 30g，黄芩 20g。2 剂。

三诊：经数日的中西医结合治疗，病人情况好转，每天胸腔积液渗出 150ml。再中西医结合治疗 1 个月余，胸腔积液控制出院，出院后一直中药治疗。半年后病人感冒高热，因呼吸急促而再次住院，终因病热过重，治疗无效，住院第 5 天大汗出而死亡。

按：本例生命已近大限，阳气将脱，虽说胸腔积液严重，但还应以固脱为主。生黄芪、山茱萸、仙鹤草益气固脱；葶苈子、紫苏子、白芥子泻胸肺之水邪；鱼腥草、黄芩清肺热之标；血不利则为水，加一味丹参以利血消水。仙鹤草单药应用，是浙江民间的一偏方，又名脱力王，在人脱力之时大剂量运用可以固脱。本例大量的胸腔积液渗出，考虑到血水同源之理，超大剂量运用，以控制渗水。另外也有很多医家超大剂量运用本品治疗癌症疼痛。方药虽简，但量重力宏，使患者延命半年。对于癌症病人治疗在于早期。

笔记 5：月经不调

　　王某，女，24 岁，东北人。2009 年 5 月，因月经不调就诊。自诉 14 岁月经初潮，但十来年一直不准，要么数月不来，要么一来数十天不干净，久治不效。就诊时，已行经 20 多日未净，经色鲜红，量少，淋漓不断。面部有几个痤疮留下的痕迹，也有几个刚冒出来的痤疮。舌淡，苔薄。脉沉细弱稍涩，偏数。大便数天一行，质正常。不时腰酸。

　　病人有 10 年的病程，流血过多，身体必然亏虚。肾主生殖，病人冲任不固，虚火内扰。治疗宜补肾固冲。肾阴肾阳是一身阴阳的根本，流血过度，会耗伤肾精，精虚不能守阳，虚阳上浮而长痤疮。肾主前后阴，司二便，所以大便不畅。对于这种大便不畅，不能用大黄等泻药，因虚致便秘的，治疗得塞因塞用，肾气充足了，大便自能维持在一个正常的度。

> ▶ 处方：菟丝子 30g，覆盆子 30g，山茱萸 30g，川续断 30g，狗脊 30g，巴戟天 10g，淫羊藿 10g，炒白芍 20g，阿胶珠 20g，苍术 20g，陈皮 15g，黄芪 30g，仙鹤草 50g，马齿苋 30g，益母草 15g，荆芥 5g。3 剂。

　　三剂血止，换方。

> ▶ 处方：菟丝子 30g，覆盆子 30g，山茱萸 30g，川续断 30g，狗脊 30g，巴戟天 10g，淫羊藿 10g，炒白芍 20g，阿胶珠 20g，苍术 20g，陈皮 15g，黄芪 30g，仙鹤草 50g，益母草 20g。5 剂。

　　病人大便已畅通，能一日一行，脸上的痤疮也见消退，换方。

> ▶ 处方：菟丝子 30g，覆盆子 30g，山茱萸 30g，川续断 30g，狗脊 30g，巴戟天 20g，淫羊藿 20g，炒白芍 20g，阿胶珠 20g，当归 10g，苍术 20g，陈皮 15g，黄芪 30g，益母草 20g。10 剂。

治疗 2 个月，月经周期已正常，只是量偏少。但因工作忙未能续治。

1 年后（2010 年秋天），患者来电话说因流产刮宫，身体大虚，以至于夜尿多，腰痛不能直，不能坐车来金华，请我电话给以处方。

> ▶ 处方：菟丝子 30g，覆盆子 30g，山茱萸 30g，川续断 30g，狗脊 30g，巴戟天 30g，桑螵蛸 30g，苍术 20g，陈皮 15g，黄芪 50g，当归 20g。5 剂。

5 天后病人身体稍好，坐车来金华找我看，我以健脾固肾治疗 1 月余，病人再来金华开膏方缓调。

> ▶ 膏方处方：菟丝子 1000g，覆盆子 500g，山茱萸 500g，枸杞子 500g，川续断 300g，狗脊 300g，巴戟天 300g，淫羊藿 300g，桑螵蛸 300g，五味子 300g，怀牛膝 300g，苍术 20g，陈皮 15g，黄芪 50g，党参 500g，鸡血藤 300g，当归 200g，茯苓 300g，牡丹皮 200g，百合 500g，麦冬 300g，炒白芍 200g，桂枝 100g，龟甲胶 250g，鹿角胶 250g，红糖 2000g。

2011 年上半年患者一切正常，但到了 2011 年 9 月，因熬夜，宵夜吃了上火的点心，面部长痘痘，痘痘火热样痛，便秘。到杭州某医馆治疗。没想到痘痘更严重，大便也更不畅通，该医馆的处方，是用清热解毒药加大黄、芦荟为治。我改用健脾温肾潜阳为治。

> ▶ 处方：菟丝子 50g，山茱萸 50g，巴戟天 30g，炮附子 20g，黄芩 20g，生白术 30g，陈皮 15g，黄芪 30g，益母草 30g，浙贝母 15g，皂角刺 15g，桑叶 15g。

外用中药金银花、连翘、冰片、红花等药研成细粉，拌牛奶做面膜外涂。药后

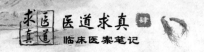

大便通畅，痘痘消除。

　　肾主生殖，肝主疏泄。月经的正常得有足够的肾气来维持，肝的疏泄功能也一样要通过肾气来促进。病人因为肾气亏虚，无力封藏而月经不固才淋漓下流；肝主升发，但得有足够的肾阳，如果没有肾阳，则肝不能升发。病人 10 来年出血，肾气大伤，加上前年的流产，使肾气更伤。《内经》讲，烦劳了，人的阳气会过旺的，熬夜是扰劳啊，扰动了下元的残阳，加上吃了上火的宵夜，虚火马上浮上来，所以长痘痘。前医见有火，用清热解毒药加大黄为治，更伤下元，虚火就越浮，所以痘痘就长得更严重。菟丝子、山茱萸、巴戟天、炮附子固肾温阳；黄芩、浙贝母、桑叶清上焦之热，使上浮之虚火得以下潜。皂角刺、益母草、浙贝母清热散结以治病标，所以得效。

笔记6：月经紊乱

陈某，女，永康人，22岁。自诉13岁月经初潮，后连续2年月经未行，15岁时上体育课时忽然阴道大出血，在永康某医院治疗无效，后去杭州某大医院治疗，出血得以控制。血止8个月后才来月经，自此月经紊乱，13～80天一行，要么量极少，要么淋漓不尽。6年来多方治疗无效。2007年7月延余诊治。见其体瘦，面暗无泽，腰酸，神疲无力，大便溏结不均。月经60余日没来。舌红苔厚腻，脉细弦，重取无力。

拟：补气养血

> ▶ 处方：党参50g，炒白术30g，茯苓30g，厚朴15g，香薷15g，干姜10g，川续断30g，香附15g，怀牛膝30g，鸡血藤30g，益母草30g，柴胡5g。5剂。

二诊，服第四剂时月经至，经色暗，血块多，舌红苔薄，脉细弱无力。

> ▶ 处方：生黄芪50g，党参30g，炒白术30g，生白芍15g，当归10g，柴胡3g，升麻3g，川续断30g，益母草15g，香附15g，仙鹤草100g。5剂。

三诊，经行4天干净，舌红苔薄，脉细弱。

拟：补气养血，促卵泡成熟

> ▶ 处方：生黄芪30g，党参30g，炒白术30g，茯苓15g，女贞子30g，枸杞子30g，山茱萸30g，覆盆子30g，川续断30g，桑寄生30g，当归10g，炒白芍15g，香附15g。7剂。

四诊，舌红苔薄，脉细稍弦。

拟：补气养血，促排卵

> ▶处方：生黄芪 30g，党参 30g，炒白术 30g，茯苓 15g，女贞子 30g，枸杞子 30g，山茱萸 30g，覆盆子 30g，菟丝子 30g，川续断 30g，桑寄生 30g，巴戟天 30g，淫羊藿 30g，当归 20g，炒白芍 15g，香附 15g。5 剂。

五诊，舌红苔薄，脉弦缓。

拟：补气养血，促黄体

> ▶处方：生黄芪 30g，党参 30g，炒白术 30g，茯苓 15g，枸杞子 30g，山茱萸 30g，覆盆子 30g，菟丝子 30g，川续断 30g，桑寄生 30g，巴戟天 30g，淫羊藿 30g，当归 20g，炒白芍 15g，香附 15g，柴胡 5g。5 剂。

六诊，舌红苔薄，脉弦缓稍数。

拟：补气养血，促月经

> ▶处方：生黄芪 30g，党参 30g，炒白术 30g，茯苓 15g，枸杞子 30g，菟丝子 30g，川续断 30g，桑寄生 30g，巴戟天 30g，淫羊藿 30g，当归 20g，炒白芍 15g，香附 15g，怀牛膝 30g，益母草 30g。10 剂。

服药到第七剂时月经至，量中，无血块，5 天干净，再按以上述思路，以月经周期用药，再调理 2 个月以巩固，随访 2 年月经一直正常。

按：月经的生成、排泄的过程，与人体的脏腑气血有密切的关系，其中与肝脾肾三脏的关系更为密切。肾藏精，主生殖，系胞宫。《黄帝内经》对肾气产生天癸促使月经的生成，及肾气对人的生壮老死的作用已讲得很透。《傅青主女科》也有"经水出诸肾"的论述，近代名医罗元凯教授，对肾主生殖方面作了大量的研究，也证实了中医论述的科学性。脾胃为后天之本，气血化生之源，先天之精得以后天脾胃对饮食不断的消化吸收来补充，才能维持正常的生理功能。另外，脾统血，脾气足才能对经血有很好的统摄作用。肝藏血，主疏泄。肝有足够的藏血才能维持对子宫和卵子的滋养。主疏泄以促进月经的正常排泄。

月经是子宫依据机体的具体情况，以特定的升降出入之期，按身体脏腑气血按生理节律的收藏排泄的一种方式，如果月经不按正常的周期排泄则为"病了"。

月经周期的变化，也是子宫阴阳变化的过程，经期是阳极转阴的过程，也是一个除旧的过程，子宫内的经血必须排泄干净，下一个周期的经期才能正常进行。排经后，血海空虚，子宫内膜较薄，这时得以大量的物质为基础来促进子宫内膜的增厚，促进卵子的发育成熟，这种物质就是阴气。当阴气不断增长，长到极限时，则要向阳转变，根据阴阳消长的原理，阴气长得越多，阳气就消耗得越多，所以在排卵期前的用药不能太凉，要有阳气的鼓动，才能促进卵子的排出，也就是得有阳气的鼓动，阴才能向阳转化。排卵后，体内由原来的高雌性激素水平转变成为黄体期，以黄体来促进子宫内膜的软化，这样月经才能顺利排出，这一时期就是中医所说的阳长期。当阳气长到了极点时，又要向阴转化，这又是一个月经的排经期。本例的月经紊乱，就是阴阳二气不能相顺应的紊乱，根据阴阳互根消长的转化规律来用药，通过药物来建立一个正常的月经周期，使肝脾肾三脏得以协调，从而治愈。

女性自有月经起到绝经为止的年龄段，正常的月经（包括月经的周期、经色、经量等）是一个女人身体健康的标志之一，本人治疗绝经期前的成年女性，不论是什么病，总是时时顾及这一正常的生理周期来用药，而不是头痛治头，脚痛治脚。如果不注意这点，常常会这边的病还没治好，内分泌先治乱了，其他的病又来，形成了一种复杂的病机。

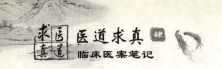

 ## 笔记7：输卵管阻塞

陈某,女,38岁,湖北襄阳人。因多次行人工授精导致输卵管不通。我见她面暗、色斑严重,神志抑郁寡欢,行经期间腰酸痛,自诉2008年5月份以后就身体怕冷,性生活会腹痛,并且性生活后会尿路感染,尿血。进行多方治疗无效。望诊舌淡红,尖边偏红,苔稍滑。右脉沉细涩而无力,左关寸弦劲,两尺虚。月经周期准,一般28～30天,少有血块。末次月经2月23日。

病人带来了厚厚的治疗资料,并把整个治疗经过进行了详细的整理。

2000年农历12月结婚,婚前无性生活。

2004年在某医院检查,男方先天性不育。

2006年,女方在广东某专科医院做各种检查,身体正常,可以做人工授精。

（吴南京按：病人原来体质是好的。）

2007年6月23～24日第1周期2次人工授精。

2007年24～26日,第2周期3次人工授精。

2007年8月8～12日,肌内注射促排卵药。

2007年9月9日排卵后第3个周期1次人工授精。

2007年10月1日,某专科医院检查身体正常。

[吴南京按：其实此时病人的体质就已经不太好了,只是医院检查指标正常而已。人正常的排卵,为什么要打排卵针呢。这对身体是不好的,才会导致后来吃了戊酸雌二醇（克龄蒙）会出血。]

2007年12月13～14日,2次人工授精。

2008年1月14～15日,2次人工授精。

2008年2月2～12日,每天1粒克龄蒙治疗。在治疗过程中,有腹痛出血的情况,但医生说是正常。

2008 年 2 月 12 日换药，用戊酸雌二醇（补佳乐）、醋酸甲羟孕酮片。

2008 年 2 月 16 日腹痛厉害，B 超检查盆腔积液，巧克力囊肿。尿检正常。

病人从此以后月经量变少，经色暗，血块，月经前乳房胀痛，右腹部痛（月经期间和平时都痛），劳累和性生活后加重。

（吴南京按：适中的 pH 是女性生殖道的一个天然保护屏障，病人经过 10 次的人工授精，大伤身体，也导致了炎症的发作。）

2008 年 2 月 23 日到某医院治疗。处方：①妇科千金胶囊；②盐酸克林霉素；③头孢特仑新戊酯。

2008 年 3 月 26 日，B 超检查：双侧巧克力囊肿。处方：女方，独一味胶囊；男方，散结镇痛胶囊。

2008 年 6 月 3 日，B 超：右侧卵巢囊肿，黄体血肿，巧克力囊肿，盆腔少量积液。处方：①宫瘤消胶囊；②地红霉素肠溶片；③阿希米；④银尔洁。

2008 年 8 月 19 日，B 超检查，右侧卵巢小囊肿；宫颈那氏囊肿，盆腔少量积液。处方：宫瘤消胶囊。

2008 年 8 月 26 日，妇检：白带清洁度（＋＋＋）。

> ▶ 处方：白花蛇舌草 30g，地骨皮 30g，莪术 15g，两面针 30g，三棱 15g，大枣 10g，地锦草 30g。

2008 年 9 月 17 日，医院诊断为慢性盆腔炎。

> ▶ 处方：白花蛇舌草 30g，地骨皮 30g，莪术 15g，两面针 30g，三棱 15g，大枣 10g，地锦草 30g。

2008 年 10 月 14 日，复诊。

> ▶ 处方：白花蛇舌草 30g，地骨皮 30g，莪术 15g，两面针 30g，三棱 15g，大枣 10g，地锦草 30g。外加乌鸡白凤丸。

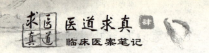

2009 年 3 月 7 日，湖南某医院做腹腔镜手术。

> ▶ 处方：白花蛇舌草 20g，地锦草 30g，地骨皮 20g，两面针 30g，当归 10g，益母草 15g，仙鹤草 15g。另加西药：醋酸甲羟孕酮分散片，头孢泊肟酯片，洁悠神。

（吴南京按：此时病人身体已经很亏虚，虽说有炎症，但也要在大补元气的基础上来治疗。机械地以一路的清热解毒药"白花蛇舌草、两面针、地锦草"和破血猛药"莪术、三棱"为治，以致于病人的身体损上加损。哪有一个方吃到底的事。女性的治疗，必要照顾到月经周期性。）

2009 年 4 月 6 ～ 29 日，在湖北某县人民医院住院，手术，治疗用腹部敷中药（处方不详），吃中药（处方不详），阴道外用药。

2009 年 5 月 29 日，月经，但医生说是经中期出血。

2009 年 11 月～ 2010 年 4 月，由老中医治，但没有保存处方。

2010 年 4 月 28 日，复诊。

> ▶ 处方：没药 12g，蒲公英 30g，甘草 6g，天麻 18g，黄芩 20g，山茱萸 12g，干姜 6g，白芍 30g，蒲黄 12g，香附 20g，人参 10g，山药 30g，柴胡 12g，肉桂 3g，当归 20g，小茴香 18g，泽兰 20g，黄芪 20g，钩藤 30g，延胡索 30g。

2010 年 5 月 7 日，复诊。

> ▶ 处方：山药 30g，黄芩 20g，蒲公英 30g，甘草 6g，小茴香 18g，人参 10g，五灵脂 20g，木香 6g，山茱萸 18g，当归 20g，鱼腥草 20g，干姜 3g，白芍 30g，香附 20g，栀子 20g，肉桂 3g，延胡索 30g，阿胶 4g，赤芍 20g，穿山甲 10g。

2010 年 5 月 10 日，复诊。

▶ 处方：刘寄奴 30g，川芎 12g，小茴香 12g，延胡索 20g，香附 30g，蒲黄 12g，珍珠母 60g，穿山甲 10g，白芍 30g，没药 12g，豨莶草 20g，五灵脂 30g，甘草 6g，土鳖虫 20g，赤芍 20g，黄连 6g，牡丹皮 20g，当归 20g，阿胶 4g，益母草 30g。

（吴南京按：这位中医也是以活血解毒为治，处方中虽说少佐了些温药，但对这样一个元气大亏的人来说，也起不到根本性的作用。）

2010 年 12 月 5 日，因腹痛，到深圳某医院就诊。

▶ 处方：炙甘草 5g，枳壳 10g，川楝子 5g，白芍 15g，砂仁 5g，柴胡 5g，香附 10g，布渣叶 15g，延胡索 15g，佛手 15g，厚朴 15g。3 剂后腹痛加重而停药。

2010 年 12 月 9 日，B 超：双侧卵巢未见优势卵泡，直肠子宫陷凹少量积液。后来用药物蒸一次不痛，晚上右腹又开始痛。

2011 年 1 月 7 日去广西黄医生处治疗，1 月 9 ～ 28 日服下面中药。

▶ 1 方：核桃仁 30g，补骨脂 15g，小茴香 10g，当归 10g，山药 30g，制附子 20g，肉桂 10g，鹿角胶 10g，紫石英 30g，桃仁 10g，红花 10g。

▶ 2 方：生地黄 15g，熟地黄 20g，川芎 10g，当归 10g，赤芍 15g，延胡索 15g，肉桂 15g，小茴香 10g，炮姜 20g，五灵脂 10g，蒲黄 10g，香附 10g，炙甘草 8g，排毒三号 20g。

▶ 3 方：加生散 20g，每日 1g，每日 2 次。

▶ 4 方：五灵止痛散 20g，每次 1g，腹痛时服，每日不超过 3 次。

2011 年 2 月 23 日，广西黄医生。

▶ 处方 1：吴茱萸 10g，肉桂 10g，川芎 10g，甘草 10g，干姜 10g，半夏 30g，党参 10g，牡丹皮 10g，蒲黄 10g，五灵脂 10g，白芍 15g，阿胶 10g，麦冬 20g，当归 10g。7 剂。治痛经。

▶处方2：核桃仁 30g，山药 30g，炙甘草 30g，肉桂 15g，制附片 20g，地榆 10g，炮山甲 6g，小茴香 10g，槐花 10g，补骨脂 15g，干姜 30g。7 剂。调理身体，兼治痔疮。

▶处方3：赤芍 15g，肉桂 15g，苏子 15g，排毒三号 20g，熟地黄 20g，五灵脂 10g，香附 10g，延胡索 15g，当归 15g，生地黄 15g，小茴香 15g，蒲黄 10g，炙甘草 8g。7 剂。止痛调经。

▶处方4：五灵止痛散 20g，腹痛时服，日不超过 3 次。

▶处方5：气血散 200g，日 2 次，调气血。

2011 年 7 月 6 日，性生活后腹痛。

2011 年 7 月 20～24 日，广西黄医生针对性生活后腹痛，开方 5 剂。

▶处方：小茴香 10g，没药 10g，肉桂 10g，炮姜 10g，川芎 10g，赤芍 15g，延胡索 10g，当归 10g，五灵脂 10g，蒲黄 10g。

2011 年 12 月 10～15 日，月经停后服。

▶处方：熟地黄 15g，枸杞子 15g，山茱萸 10g，鹿角胶 10g，当归 10g，菟丝子 30g，太子参 15g，砂仁 6g，炒白芍 10g，制首乌 15g，山药 15g。6 剂。

2011 年 12 月 16～19 日，复诊。

▶处方：淫羊藿 15g，肉苁蓉 15g，当归 10g，鸡血藤 15g，仙茅 10g，枸杞子 15g，山药 15g，川续断 10g，菟丝子 30g，熟地黄 15g，丹参 30g，泽兰叶 10g，桂枝 10g。4 剂。

2011 年 12 月 20～29 日，复诊。

▶处方：淫羊藿 15g，枸杞子 15g，莲子 10g，党参 15g，巴戟天 10g，杜仲 10g，当归 10g，山药 15g，菟丝子 30g，墨旱莲 10g，女贞子 10g。10 剂。

> ▶ 经期方：吴茱萸 15g，当归 20g，干姜 20g，党参 10g，肉桂 10g，白
> 芍 25g，法半夏 30g，炙甘草 10g，川芎 15g，牡丹皮 30g，麦冬 30g，阿胶
> 10g。7 剂。

2011 年 12 月 30 日，来月经。

2012 年 1 月 27 日，来月经，2 月 29 日 B 超正常。3 月 3 日子宫输卵管造影，康妇炎胶囊。服 10 天。

（吴南京按：以上处方从表面上看是阴阳两补以治本，但病人的病之标呢。炎症和输卵管已经不通了，怎么办。中医治病要讲标本，虽说身体大虚，但片面的固本，也不是个法子。病人的炎症，是湿热郁结，这样的阴阳并补，看起来是在治本，反而会加重病情，特别是炎症会加重。）

病人自诉，从 2012 年春节后大便稀，黏黏的，这是湿气重的原因。今年江南连续的阴雨，病人肾气大亏无力化湿，加上天气的寒湿，所以内湿重。病人自诉在做人工授精时，每次都要进行人工排卵。

针对病人多次的人工授精史，肾气为之大亏，所以治疗时补肾是一个重要环节；元气亏虚无力运血（湿），加上今年持续阴雨，所以补气运血化湿也是一个根本性的问题；病情标病严重，所以针对标病的处理治疗也很有必要。2 月 23 日来月经，到现在是第 24 天，是经前期，治疗必须顺应于这个周期，用药要稍温。

> ▶ 处方 1：菟丝子 50g，炮附子 20g，川续断 30g，生黄芪 100g，苍术
> 30g，香附 20g，鸡血藤 50g，独活 15g，益母草 30g，败酱草 60g，皂角刺
> 20g。10 剂。

菟丝子、炮附子、川续断补肾固元填精；生黄芪、苍术、香附、鸡血藤、益母草、独活补气运血化湿；败酱草、皂角刺解毒以治标。月经来时也一样的吃，主要是针对行经时可以促进毒邪外排。病人气阳两虚无力升发，清气不能上升，加上现在这种持续的阴寒天气，所以加点独活来提升下。另外独活还有很好的祛风燥湿功能。

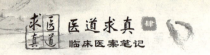

> ▶ 处方2：菟丝子50g，覆盆子30g，山茱萸30g，炮附子15g，川续断30g，生黄芪50g，苍术30g，香附20g，鸡血藤50g，益母草30g，败酱草50g，皂角刺20g。10剂。

这时已是月经后，以固肾养精为根本，所以加用了覆盆子和山茱萸。虽说病人气阳两虚，但附子和黄芪的量得少用点，以免阳气过旺，去独活以利养精。

> ▶ 处方3：菟丝子50g，覆盆子30g，炮附子20g，川续断30g，生黄芪100g，苍术30g，香附20g，鸡血藤50g，益母草30g，败酱草60g，皂角刺20g。

这时要考虑到天气的变化了。因为这时天气变热起来，阳气升发得厉害，所以去掉独活。

输卵管阻塞是女性不孕的一大原因。通液治疗，只是通一下而已，再过些时间又会堵上，起不到根本性的作用。

本病的治疗，必以扶正为根本。输卵管不通，这是一个渐进的过程，病人的身体必定亏虚。肾主生殖，在扶正治疗中又以补肾为根本大法。输卵管阻塞的原因，有的是急性炎症，有的是缓慢的炎症，不论是粘连不通，还是积液不通，局部的湿热毒必是标病的病理产物，必须去除。临床上很多医生，一见本病，就是一路的活血解毒，治来治去，脾胃败坏，到头来是病没治好，正气反而更虚。所以对于运脾化湿一定要考虑。只是运脾化湿药多温燥，对于肾精亏虚的人来说，这类药的应用要注意。如果说病人脉细、心烦、月经量少，温燥药的用量不能大。

病人多到处求治，本来就亏虚的身体更加亏虚，常常会见月经后期很多天，有的几个月不来月经，这种情况，要查脉象，如果说脉弦劲有力，可以用活血来治。但见脉沉细弱，这是气血两亏，治疗还是以补气养血为根本。气血足了，月经自然会来，不能急于求成乱吃活血药。要活血也只能用益母草、鸡血藤等较和缓的为好。10天前，福建也有一输卵管不通的病人来找我治，就是这种气血两虚的病人，月经一直不来。

▶处方：黄芪 50g，苍术 30g，茯苓 30g，陈皮 15g，当归 20g，鸡血藤 50g，香附 15g，菟丝子 50g，山茱萸 20g，巴戟天 30g，桑螵蛸 30g，川续断 30g，覆盆子 30g，独活 20g，茵陈 15g。

就是大补气血以通经，中医上称塞因塞用。

2012 年 3 月 24 日病人来电话，说肚子已经不痛。脸色好多了，来月经前乳房也不再痛。3 月 21 号来月经，量增多，月经的颜色和病前一样。看来治疗思路正确。

2012 年 5 月 25 日，病人在我的 QQ 空间里留言：5 月 21 日来月经，周期 30 天，来月经前腹部和乳房都没痛，经期第一天有些不舒服，颜色不错，同刚喝药时差不多，就是量少了点，月经周期恢复到同病前一样。（吴南京按：病人多次人工授精而久病，久病伤肾气，肾虚不能生血，以致于月经量少，这时的治疗，应以固肾养精为根本，须慎用攻破药，以免更耗阴血。但补肾无速效之法，要有一个较长的时间来调理。）

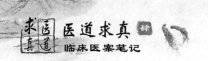

 ## 笔记 8：慢性盆腔炎

2012 年 3 月 15 日，深圳来了个慢性盆腔炎的病人，26 岁，情况较严重。病人两眼眶、鼻梁、口周都偏暗，体型稍胖。自诉多年来偏头痛，常年小腹痛，腰酸痛，左腿痛。胃痞打嗝。小便数，大便不成形。月经后期 7 ～ 15 天，有时 2 个月不来。月经量少，血块多，经色暗。经前腹痛，随着月经的推后，人的体重在增加。舌淡，苔厚，两条痰线。脉沉细涩浊。末次月经 3 月 2 ～ 6 日。医院检查白带清洁度（＋＋＋），B 超显示有严重的盆腔积液，子宫偏小。内分泌正常。患者否认流产史，自诉没谈过恋爱。

当时学生陈法总也在边上，我叫他开方，陈法总处方：生黄芪、苍术、茯苓、半夏、枳壳、厚朴、陈皮、菟丝子、覆盆子、巴戟天、川续断、炮附子、芡实、败酱草、黄芩、川楝子等。

陈法总选好药，还没有写上量，但我觉得他的治疗思路不太合理。

病人两眼眶、鼻梁、口周偏暗，月经后期、量少，舌淡，脉沉细，子宫偏小等症状表明了病人肾气亏虚。治疗时菟丝子、覆盆子、巴戟天、川续断这些药是要用的。虽说病人没有谈过恋爱，排除了流产史，但从症状、舌象、脉象，还有子宫偏小等情况上来看，补肾是为根本；胃痞打嗝，加上舌苔厚和痰线的出现，盆腔积液，脉浊，大便不成形等症状来看，脾虚不运也存在，所以生黄芪、苍术、茯苓、半夏、陈皮也要用；炎症是内在的湿阻久了化为热毒，有必要加败酱草来清热解毒。

从处方的主体上来看，还算对路，但有些不足的地方。肾虚在固养，但在病人湿热标症重时，芡实不太好用，因为这药太敛，不利祛邪；病人虽说胃痞打嗝，这是明显的中焦不运所致，但病人大便不成形，在理气药中，厚朴和枳壳就不太好用了，这两个药一用，大便的次数会多起来，弄不好会引起腹泻。病人虽说湿热重，但治疗热重患者，用黄芩和川楝子不太合适。黄芩苦燥，苦则坚，泻而不升，川楝子更是直下降气。

现在是春天，江南已经下了这么多的雨了，阳气该升又升不上来，方中用茯苓、枳壳、厚朴、败酱草、黄芩、川楝子组合应用，下沉之力极强。人的阳气下陷，反正对病情不利。

病人盆腔积液严重，又有明显的炎症，加上脾肾两虚的明显见症，可以知道这病人是一个先天肾气不足（或者是后天失养伤了脾肾），脾肾两虚则无力升清，清阳不能上升，肺不能主治节来通调水道，以至于湿浊不能下排。湿为阴邪，湿浊内阻，则让下焦的元阳不能上升。元阳和湿相合，加上湿阻日久的化热，从而形成了慢性盆腔炎。对于这水气病，根本的原因是脾肾两虚而致无力升清，清阳不升湿浊不降，湿邪内充三焦为患。

陈法总这处方中还有一个很大的不足处，就是没有用一味化瘀药。病人见痛经、月经血块量多，经色暗，体重在增加（血水互结），脉涩等说明瘀血症状存在，不加化瘀药，治疗效果会大打折扣的。

我针对病人的情况，把处方作了调整。

> ▶ 处方：生黄芪 50g，苍术 30g，茯苓 50g，半夏 15g，陈皮 15g，生姜 30g，菟丝子 30g，覆盆子 30g，巴戟天 30g，川续断 30g，败酱草 30g，红藤 30g，石菖蒲 10g，鸡血藤 50g。

要去湿浊，必须考虑升清，而不是一路的沉降。病人标病重，所以在解毒药上，败酱草 30g，鸡血藤 30g 二药合用，药力也够足了，再加大清热解毒药，针对病人脾肾阳虚的情况，对身体的功能不利，弄不好会治成坏病。我见到一些医生治疗慢性盆腔炎时，动不动就是一路的清热解毒为治，病人的病没治好，反而治出了其他一大堆毛病，这要注意。治病时要考虑到病的一面，同时还要考虑到身体素质的一面，病是依附于人体的邪毒，见病治病，不去考虑身体正气的问题，常常解决不了问题，因为一切治疗都是在人体免疫力的基础上进行的。体质差了，无力运药就谈不上治疗。

方中加用生姜，有以下几方面的作用。一是为了升清，因为生姜是风药，生黄芪、生姜、巴戟天、川续断合用，能很好的升发阳气。这些升阳药和茯苓合用，能让人的气机升降得宜。二是生姜有很好的辛散作用，病人积液严重，水瘀互结又严重，没有生姜等辛散力很强的药，积液难消，积液不消，炎症也无从谈治。现在江南连续的寒湿，更有必要加用生姜。三是病人病之本是气阳两虚，已见胃痞打嗝的情况，为了标病，方中用了败酱草30g，鸡血藤30g，加用生姜是为了反佐，以制约这两药的寒凉之性。

病人的偏头痛，根本原因也是肾精亏虚，无力制约肝中相火，相火上冲所致。所以只要把肾精养足了，肝得养，内寄的相火得以制约，自然能好过来。腿痛是水瘀互结所致。

慢性盆腔炎常常是寒热虚实的成分都存在。但一定要全面把握。特别是活血药的应用，更有必要。对于慢性病，不用活血药，常常达不到理想的治疗效果。我对陈法总讲述了几年前我自己治疗的一个病例。

一位60多岁的妇女因失眠、盗汗，找了一名中医治疗，套用"生脉饮"加味，用了党参、麦冬、五味子、龙骨等药，治了很久也没有见到效果。我在原方的基础上加了生黄芪和桂枝，效果也不是很明显。后来我考虑到了久病体虚之人，因元气亏虚无力运血，血不行则不能运药到周身，于是又在方中加了鸡血藤30g、当归15g，没想到只用药1周病全好了。于是我治疗体虚的慢性病，都会加用些调血药，可以明显的提高效果。

这病人经我治疗了半月余，明显好转，又治疗了1个多月。前天病人来电话，说身体已无任何不适，去医院检查，已痊愈。但我还是叫病人再吃些补气养血的中药，调养身体以巩固效果。

笔记 9：两例慢性妇科炎症

1. 慢性子宫内膜炎

沈某，女，58 岁，金华人，2009 年 4 月 3 日就诊。察其面色萎黄无华，神疲无力，话音低沉。自诉 5 年来小腹烧灼样痛，尿频，尿急，尿热。每夜尿 10 ～ 15 次，深为此患苦不堪言，金华某大医院诊断为慢性子宫内膜炎、慢性膀胱炎。在金华中西医治疗 5 年，一直反复发作，1 ～ 2 周就复发。余观前医用药，不是西医的抗生素就是中医的八正散清热利湿加减。诊舌红苔稍腻，脉革。脉症合参，病人已元气大伤，实不宜再清利攻伐，理应从脾肾并补，在扶正的基础上酌加通利才能痊愈。

> ▶ 处方：党参 30g，苍术 15g，茯苓 15g，生甘草 15g，桑寄生 30g，生山药 30g，山茱萸 30g，菟丝子 30g，肉桂 5g，牡丹皮 10g，白茅根 30g，车前草 30g，益母草 30g，黄柏 10g，皂角刺 15g，炒白芍 15g，威灵仙 15g。5 剂。

5 剂后病人来改方，精神大为好转，自诉服药一剂尿频次数及小腹痛锐减，每夜起来 3 次，这几天睡眠好。效不改方，上药再服 15 剂。

半月后病人来复诊，自诉已无不适，但尿色还较黄。舌红苔薄，脉细缓。

> ▶ 处方：党参 30g，苍术 15g，茯苓 15g，生甘草 15g，桑寄生 30g，生山药 30g，山茱萸 30g，菟丝子 30g，肉桂 5g，牡丹皮 10g，白茅根 30g，车前草 15g，益母草 30g，黄柏 5g，皂角刺 15g，炒白芍 15g，威灵仙 15g。15 剂。

四诊时病人带来金华某医院的检查报告，已基本痊愈。舌红苔薄，脉细缓期。

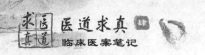

拟健脾补肾以巩固。

> ▶处方：生黄芪 50g，党参 30g，苍术 15g，茯苓 15g，生甘草 15g，桑寄生 30g，生山药 30g，山茱萸 30g，菟丝子 30g，枸杞子 30g，炒白芍 15g，肉桂 5g，牡丹皮 10g，益母草 30g，黄柏 10g，皂角刺 15g。30 剂。

2009 年 8 月问起病情，已痊愈。2010 年 12 月份，介绍她同村病人来看病，问起情况，说这一年半以来都没发作过。

2. 慢性阴道炎

周某，女，29 岁，温州人。产一子，无流产史。因生意上的事，长期出差，每次出差回来总是觉得脏脏的感觉，总要用一些妇科洗液冲洗阴道。近 2 年来，白带常呈豆腐渣样，阴道内奇痒，时不时地去看西医配些外用药来塞、洗。8 个月前起觉得腰酸，小腹胀，去看中医，治疗半年没有明显效果，故而 2008 年 4 月份来金华延余诊治。察其面色苍白无华，纳差，便质偏软，经前乳房胀痛，行经 9 天干净，白带量多，有异味，豆腐渣样。舌红苔腻，脉沉弦。

拟：健脾肾补肾，清肝利湿

> ▶处方：党参 30g，苍术 20g，炒白术 20g，川续断 30g，桑寄生 50g，菟丝子 30g，土茯苓 30g，鸡血藤 30g，椿根皮 20g，防风 5g，荆芥 10g，香附 15g。20 剂。

并嘱其不能再用外用洗液冲洗，只服中药。

3 天后病人来电话，说吃药 1 天后腰酸明显好转，白带量也开始减少。20 天后病人来金华复诊，身体已无不适，按以上方思路加减仙鹤草、女贞子、山茱萸、海螵蛸、枸杞子、吴茱萸等再吃药 40 来天，困扰患者 2 年的阴道炎得以治愈。

按：第一案病人年近花甲，五脏的生理功能已减退，又长期服用苦寒利湿药，已致元气大伤。本人以党参、苍术、茯苓、生甘草以健脾胃让后天得滋；桑寄生、生山药、山茱萸、菟丝子、肉桂补肾固肾以固先天之元气；牡丹皮、白茅根泻火；

车前草、益母草、黄柏、皂角刺、威灵仙散结解毒，药证合拍，所以取效迅速。

第二案病人时值壮年，因长期出差，为了生意上的事思想压力也大，体质自不会太好。加上频繁的阴道冲洗，使人体固有的 pH 环境受到破坏，阴道菌群失调，患上了慢性炎症。因为长时间为炎症所苦，情绪压抑，形成肝郁克脾，脾胃受损，机体的免疫力下降，再加上时不时的再用外用栓剂、洗剂，使正常的菌群不能恢复。长期的炎症刺激会影响腹腔的神经，"久病及肾"所以腰酸腹胀等症状也随之而来。《傅青主女科》"带下具是湿"，阴道炎为中医的带下症，主要由湿引起，湿邪为患，治疗总得从脾肾求之。本人用党参、苍术、炒白术健脾化湿；川续断、桑寄生、菟丝子温补肾阳，使肾阳气化有力而化湿；土茯苓、椿根皮清热利湿以治湿之标；防风、荆芥祛风燥湿。湿去带自清。

对于妇科慢性炎症，本人治疗较多，如慢性盆腔炎、宫颈糜烂、慢性阴道炎等。因为本人到金华时间不长，加上年龄不大，所以来找我治疗的病人，大多都是久治不好的疑难病，病情错综复杂，虚实寒热并见。见患者带来的药方，大多医生被"炎"字所局限，多以清热解毒、清热利湿为主来治疗。急性炎症用清热解毒、清热利湿来治疗固然有较好的效果，但病情的变化和患者的个体因素是有很大差异的。急性炎症一旦控制住，就得及时调理身体，提高机体的免疫力。

清热解毒药大多是苦寒败胃之品，用多了轻则伤脾阳，日久则肾阳也伤。本人所见的慢性炎症病人，85% 都是阳虚体质。虽说有炎症，但四肢逆冷，便溏，食冷物则胃痛等一些阳虚的症状都存在。一边是气阳虚，一边是湿热毒郁滞，治疗实为棘手。但这种慢性炎症主要的原因在于机体的免疫力下降，导致自身修复功能太差。治疗的关键在于提高免疫力，提高免疫力的根本在于健脾补肾。

脾胃为后天之本，气血化生之源，脾胃好了，吃进去的食物才能有效消化吸收，身体才能从根本上得到纠正。肾为先天之本，主藏精，主生殖，久病及肾，所以慢性妇科炎症的治疗都得补肾。

慢性炎症，系长时间的局部气血郁滞不通。湿毒热互结是病的标，要达到理想的治疗效果，利湿、解毒、化痰、活血等药也得根据患者的具体情况适当加入，大多可取得理想的效果。总的来说还是以扶正为主，这是治疗的关键。

慢性阴道炎是妇科常见病，治疗不当，总是反复发作。市场上也有很多药，但以外用的为主。其实对于慢性阴道炎，病情不是很严重者，还是不要冲洗的好。因为阴道里正常的 pH 和正常的菌群，对阴道有很好的保护作用。冲洗把阴道里的 pH 破坏掉，把一些正常的细菌破坏，反而使阴道炎不易治好。阴道对病原体的侵入有自然防御功能，若阴道的自然防御功能遭到破坏，则病原体易于侵入，导致阴道炎症。

正常妇女白带的多少通常与月经周期、性活动等生理现象相关。若白带明显减少或缺乏，则会出现阴道干涩、灼热疼痛、性欲减退、性交不适等症状，还可伴有头晕耳鸣、下肢酸软无力、烦躁不安等。长期白带过少，阴道自我防御功能减弱，容易感染阴道炎。这种情况，西医认为是卵巢功能失调，性激素水平低下引起的（比如说多次流产没保养好、哺乳时间过长、长期有精神创伤及各种慢性疾病都会引起性激素水平下降）。从中医的角度来说，是肾虚，必须大补肾精。

阴道炎在治疗期间最好是禁止性生活，以免性交使阴道充血，炎症加剧。治疗结束后，应在下次月经干净后复查白带，呈阴性后方可恢复性生活。

江南夏天天气闷热，又潮湿，妇女在衣着上要注意，裤子要穿得宽松点，现在有的女人经常穿紧裆裹臀的三角内裤和高弹紧身健美裤。这类裤子紧裆包臀，面料为化纤织物又密不透气，阴道分泌物和汗液不易散发，适宜细菌滋生繁殖，引起阴道炎。

不论哪一种阴道炎，总离不开一个湿字，治疗也必要从湿论治。现在天天下雨，天气湿，又热，是细菌繁殖的有利天气。也极易影响脾胃，人会觉得困困的、拉肚子等都是湿太重的原因，可吃点午时茶来化湿。平时对油炸的、烧烤的等湿热重的食物别吃。

妇科炎症是离不开湿，但化湿是一大难题。要解决反复炎症的问题，治疗的根本在于补肾和升清阳。

肾气不足，则肝不能升发，脾的清阳就不能上升。清阳不能上升，则湿邪阻于下焦，下焦的湿邪不化，时间久了会化热和影响血行。所以补肾升清就成了化下焦之湿的一个核心。本人以补中益气法加补肾药为处方核心，再加些解毒活血之药为治，效果理想。

2010 年黑龙江中医药大学的王秀兰到金华跟我学中医，见我治疗慢性盆腔炎用了少许荆芥、防风等药，觉得很奇怪。她问"老师，我觉得你用风药很有特色，这病为什么要用风药啊"。其实用风药就是为了升清阳。但用风药的量要看病人的肾虚程度，如果说病人肾气很虚的话，开始治疗时加大黄芪补气药的用量就可，用风药，恐把肾中元气上提，动摇了下元根本。诊断肾气强弱，以脉诊为好。只要是沉细弱脉，风药以少用或不用为好。等到脉动有力了，再酌加些风药。

炎症是湿热毒，如果热毒明显，得加大清热解毒药的用药量。2011年陈法总在杭州治疗一个慢性盆腔炎病人。因病人脉沉细弱，于是他用补气温阳为治，病人药后肚子大痛。陈法总叫病人把原来吃过的中药处方拿来看，病人说吃了肚子舒服的处方都是放了大量的清热解毒药。但就是好过几天，又不好了，所以一直在治。

临床上的慢性炎症，一边见气阳两虚，一边见热毒严重的情况很多。治疗时得辨别气阳虚的程度和热毒的程度，如果热毒重，则解毒为主，酌用温热药；如果以气阳虚为主，则应在补气温阳的基础上酌加解毒药。在治疗过程中，观察病人病情的变化，调整处方的用药量。

2010年冬天，我在金华双溪路药房，见一女人来买妇科洗剂，病人说用了四五瓶洗剂，也到医院妇科去看过，都没有效果，阴道还是一样的痒。营业员叫我看一下病人，我见病人面色暗黄，神疲无力，舌淡胖，苔厚腻，舌体上见很多红点点。取脉沉细弱。

▶处方：生黄芪30g，紫苏叶15g，黄芩30g，败酱草30g，益母草30g。3剂。

过了1个月，病人又来找我治，我问为什么，病人说这药方好，吃一剂就不痒了，于是她吃完后又自己拿处方去抓药来吃，吃了20几天，后来又严重起来。病人身体气阳两虚，不能化湿。冬天严寒，清阳不能上升，于是湿邪郁结于下，化热成毒而引发阴道炎。上方是针对病人病急时用的，所以只开3剂，是急治标症。虽说处方里有黄芪和紫苏叶，但病人阳气虚加上严冬季节，处方中寒凉太过，自然不能久服。于是我把原处方中的黄芩量减少，再加炮附子10g，病人又服药一剂而好转，再治疗近2个月，病人体质好上来了，病也痊愈了。

笔记 10：妇科病案数例

1. 痛经

某女，30 岁，已婚，农民，浙江庆元人。患者 19 岁结婚，23 岁产一女，无流产史，近五六年来一直痛经，痛的性质以空痛为主并伴有刺痛，月经量少伴有血块，色黑。

1995 年 4 月 15 日初诊，患者面色不华，神疲气短，末次月经 4 月 7 日，量少，有黑色血块，4 天干净，于经前一天小腹痛，舌淡，苔薄，脉沉细弦。诊断：气虚血瘀，兼肝郁。拟补气活血，佐以疏肝。

> ▶ 处方：党参 20g，白术 15g，茯苓 15g，甘草 5g，香附 10g，柴胡 10g，当归 10g，红花 5g，益母草 30g。15 剂。

1995 年 5 月 15 日二诊，患者痛经明显好转，精神较好，已没气短感，经量稍有增加，舌脉如前。

> ▶ 处方：党参 20g，白术 15g，茯苓 15g，甘草 5g，香附 10g，柴胡 10g，当归 10g，红花 5g，益母草 30g，三棱 5g，莪术 5g。15 剂。

1995 年 6 月 15 日三诊，患者面色转红润，空痛感已没有，只是稍有隐隐刺痛。

> ▶ 处方：党参 20g，白术 15g，茯苓 15g，甘草 5g，香附 5g，柴胡 5g，当归 10g，红花 5g，益母草 15g，三棱 5g，莪术 5g，阿胶（烊）15g。15 剂。

1995 年 6 月 15 日四诊，患者痛经已除，精神爽朗，面色红润，以成药八珍丸续用 2 个月。随访 10 来年，病人未再痛经。

　　按：痛经有不通与不荣之分，从痛的性质上说，空痛、隐痛等是气血虚弱的不荣为主。但气血不足，也一样会导致气血的不流畅，造成了因虚致实的不通。治疗上得以补养为主，少佐通利血脉之药为治。但补血的根本之一，在于脾胃对食物的消化吸收，所以治疗气血两虚者，得以补气为主，气足则气能生化血，血也足。

2．产后发热

　　某女，27 岁，已婚，农民，浙江庆元人。患者 21 岁结婚，27 岁时产第三胎，患者产第一胎坐月子时得流行性乙型脑炎，后经西医治愈，但患者此后一直身体瘦弱。27 岁产第三胎后营养不良，觉气下陷，稍动即大汗出，神疲无力，体温 38.5℃，西医诊为产后感染，以抗生素治疗无效，后又经中医治疗，亦无明显效果，延余诊治。

　　1995 年 11 月 7 日初诊，患者已产 10 余日，恶露已净，躺于床上，身体极度疲惫，身热汗出，气喘，舌红，苔薄，脉虚数无力。诊为气血虚脱。治则：补气升阳，救阴清热。

　　▶处方：生黄芪 50g，党参 30g，柴胡 5g，升麻 5g，知母 20g，生地黄 15g，丹参 15g。1 剂。

　　一剂后病人自觉气力上提，汗止，体温下降。效不更方，再以前方进 10 剂。
　　1995 年 11 月 18 日二诊，患者体温已正常，脉较一诊稍为有力。

　　▶处方：生黄芪 30g，党参 20g，知母 10g，生地黄 10g，当归 10g，香附 5g。15 剂。

　　1995 年 12 月 1 日三诊，患者气血已复，奶水充足，母子强健。嘱其再服八珍丸以巩固治疗。

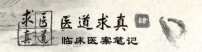

3. 产后恶露不净

某女，26岁，已婚，浙江庆元人。于2001年12月27日产第一胎，无流产史，因产后受风寒而服艾叶和干姜，至产后月余恶露不净。

2002年2月10日初诊，患者体弱，纳差，阴道少量出血，色红，气短，面色不华，舌红，脉虚。诊为气虚血瘀。治以补气活血兼止血。拟方：三七、高丽参各等份，合研末，开水冲服，每次服5g。

连服15天，恶露干净，但气血没复，患者神疲气短，面色不华。拟健脾补血。

▶处方：生黄芪50g，生白术30g，茯苓15g，当归10g，阿胶（烊）20g。10剂。

服后产妇诸症瘥，气血恢复。

4. 崩漏

某女，32岁，已婚，农民，庆元人。患者22岁结婚，23岁产一子，无流产史，2005年5月份离婚，精神抑郁，心情烦躁，11月份严重失眠，后又崩漏，在庆元县多方求治月余无效，延余诊治。

2005年12月6日，患者仍失眠，漏下已一月多时间，见患者面色黯而无光泽，形体消瘦，漏下血黑色，量少，无血块，无腰酸腹痛等不适，舌绛有芒刺，有瘀点，舌苔黄厚腻，脉细弦数。诊为阴虚血瘀，并兼肝郁。治拟补阴活血止漏，佐以疏肝。

▶处方：生地黄30g，生白芍30g，枸杞子30g，生白术15g，茯苓15g，柴胡10g，香附10g，丹参30g。5剂。

另外三七粉开水冲服，每次5g，每日3次。第二日患者告知漏止，并能熟睡，5剂后诸症均瘥。至2006年6月，半年来没再发生漏下，并再婚已孕月余。

5. 崩漏

某女，30岁，已婚，宁波人，2006年10月15日月经至，量中，色红，无血块，4天干净，10月22日阴道再次出血，量少，一天干净，10月25日阴道又出血，同时受风寒感冒，到宁波某大医院就诊，进行西医治疗，无效。10月28日漏下未止而求治于余，患者形寒神疲，两眼酸涩，短气，寒热往来，时有汗出，大便黏滞，舌红，苔薄腻，脉细弦，稍数。诊为崩漏夹伤寒少阳证。拟固冲和解。

> ▶ 处方：枸杞子20g，山茱萸10g，墨旱莲15g，仙鹤草20g，淫羊藿10g，蒲公英20g，柴胡10g，半夏10g，黄芩10g。3剂。

11月1日二诊，漏红已止，寒热往来均瘥，气短，舌脉如前，拟健脾补肾固冲。

> ▶ 处方：党参20g，白术15g，茯苓15g，枸杞子20g，山茱萸10g，墨旱莲15g，淫羊藿10g，柴胡5g。10剂。

11月25日三诊，患者月经11月20日至，4天干净，色红，无其他不适，精神好转，眼已不酸。

> ▶ 处方：生黄芪30g，党参20g，白术15g，茯苓15g，枸杞子20g，山茱萸10g，墨旱莲15g，淫羊藿10g，香附10g，当归10g。15剂以巩固。

6. 不孕证

某女，28岁，已婚，杭州人，职工。患者4年前结婚，婚前曾流产一次，婚后一直未孕，2005年4月到杭州某大医院就诊治疗，诊为右侧输卵管阻塞，进行输卵管通液术，术后以中西医治疗无效。

2006年6月20日初诊，患者自诉婚后多年未孕，心情压抑，胸中郁闷，不时太息，经前乳房胀痛，末次月经6月12日，量少，色红，5~6天干净，形体偏瘦，舌红，舌尖边红甚，有芒刺，脉细弦，稍数。诊为肝郁化火，治拟清肝、疏肝、补肾。并予心理疏导。

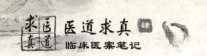

> ▶ 处方：枸杞子20g，生白芍30g，山茱萸10g，知母15g，柴胡10g，香附10g，淫羊藿10g，牡丹皮5g，丹参30g。10剂。

2006年7月18日二诊，患者自诉服上药后太息减少，胸闷稍好，自按原方再服10剂，7月10日经至前，乳房已不胀痛，拟补肾疏肝。

> ▶ 处方：生地黄15g，枸杞子15g，生白芍15g，山茱萸10g，知母15g，柴胡10g，香附10g，淫羊藿10g，丹参20g，白术15g。20剂。

嘱其月经干净后第5天后开始服用本药。

2006年8月15日三诊，患者诸症均瘥，拟健脾补肾以增强患者体质，增加受孕的机会。

> ▶ 处方：枸杞子15g，生白芍15g，山茱萸10g，知母10g，柴胡5g，香附5g，淫羊藿10g，丹参20g，白术15g，党参15g。20剂。

2006年11月中旬，患者来电话告知已停经30余天，检查已怀孕，体重增加2kg。

7. 赤带

某女，32岁，已婚，温州人。6年前生一子，无流产史，家事繁忙，生活没有规律，心烦易怒，经前乳房胀痛，近半年来白带中夹有血丝样，平时口渴，喉中如有异物，时痒而想咳嗽，曾在温州某大医院治疗无效。2006年9月15日，诊舌红，苔薄，脉弦细稍数。末次月经9月8日，量偏少，色黑，无血块，5天干净。诊为肝随化火。拟补阴疏肝。

> ▶ 处方：生白芍30g，生甘草10g，沙参15g，麦冬15g，柴胡10g，枸杞子20g，山茱萸10g，知母15g。3剂。

2006年9月18日，3剂后口渴稍好，赤带消失。拟补阴化痰，佐以理气疏肝。

> ▶处方：生白芍 30g，生甘草 10g，沙参 15g，麦冬 15g，柴胡 10g，枸杞子 20g，山茱萸 10g，知母 15g，半夏 10g，香附 10g，牡丹皮 5g。10 剂。

2006 年 11 月 3 日，患者自诉 10 月 9 日来月经，量增多，经色转红，经前乳房胀痛明显好转，现月经将至。拟疏肝理气。

> ▶处方：生白芍 20g，柴胡 10g，枸杞子 20g，知母 15g，香附 10g，橘核 10g，橘络 10g，菊花 10g。7 剂。

2006 年 12 月 7 日，患者月经将至，身体上已无明显症状，自诉服药后脾气变好。拟健脾滋肾，佐以疏肝。

> ▶处方：党参 15g，白术 15g，甘草 5g，枸杞子 15g，生白芍 10g，当归 5g，柴胡 5g，香附 5g，生地黄 15g，淫羊藿 10g。20 剂。以巩固。

8. 月经量多

某女，30 岁，台州人，已婚。4 年前生一子，2005 年曾流产两次。近半年来月经量多，经期延长，经色淡，神疲乏力，气短，在当地多方医治无效。末次月经 2006 年 8 月 30 日，已行经 9 天未净。2006 年 9 月 8 日延余诊治，患者面色不华，舌淡苔薄，脉虚细。诊为脾肾两虚，气不统血所致。拟健脾益肾，佐以止漏。

> ▶处方：党参 50g，白术 15g，茯苓 10g，甘草 5g，陈皮 10g，熟地黄 20g，枸杞子 20g，山茱萸 10g，仙鹤草 30g。3 剂。

2006 年 9 月 11 日，经血已止，精神好转，拟补肾健脾。

> ▶处方：党参 30g，白术 15g，茯苓 10g，甘草 5g，陈皮 10g，熟地黄 20g，枸杞子 15g，山茱萸 10g，仙鹤草 20g，淫羊藿 10g，生麦芽 20g。20 剂。

2006 年 12 月中旬，电话随访，患者自诉已面色红润，近三次月经量中色红，

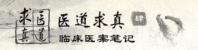

行经 5～6 天干净，已正常。

9. 月经量少

某女，温州人，32 岁，商人，已婚。自诉向来脾气不好，易怒，近一年余来，月经后期 7～15 天，量极少，色黑，硬结，尿黄，经前小腹胀甚。2006 年 9 月 1 日，诊舌胖多津，但舌有裂纹，边多齿痕，脉沉细弦，末次月经 8 月 30 日，量少色黑，2 天干净。拟健脾滋肾，佐以解郁。

> ▶ 处方：生白芍 20g，枸杞子 20g，生地黄 20g，当归 10g，郁金 10g，木香 10g，白术 15g，党参 20g，生大黄 5g。10 剂。

2006 年 10 月 15 日二诊，患者 10 月 5 日行经，经前腹胀稍有减轻，量增多，经色转红，脉舌如前。

> ▶ 处方：生白芍 20g，枸杞子 20g，生地黄 20g，当归 10g，川楝子 10g，木香 10g，白术 15g，党参 20g，山药 15g。15 剂。

2007 年元月初，电话随访，近 2 个月来月经已正常。

10. 孕妇失眠

某女，34 岁，已婚，孕 6 个月，近半月难以入睡（一天只睡 3 小时），纳差，神疲乏力，胎动不安。2006 年 11 月 7 日诊，舌红苔薄，有芒刺，脉弦滑，两关及左寸虚甚。诊为心脾两虚，肝郁血热。拟健脾疏肝、佐以安胎。

> ▶ 处方：党参 20g，白术 15g，生甘草 5g，陈皮 5g，枸杞子 15g，桑寄生 15g，生白芍 15g，柴胡 5g，黄芩 5g，沙参 15g，谷芽 20g。10 剂。

一剂后患者已能熟睡 6 小时，2007 年 1 月 5 日随访，患者已能熟睡 7 小时以上，纳增。2007 年 2 月底顺产一女婴。

11. 孕妇髋关节痛

女，32岁，产一子，现为第二胎。怀孕5个月时，因爱人有外遇，心里压抑，医院妇检羊水过多，经治疗无效。2006年8月份，已孕7个月，患者医院妇检还是羊水过多，腹部偏大，失眠，易怒，髋关节疼痛严重，住二楼都走不下来。舌红，尖边偏红，中根苔白腻。脉滑数弦。气为一身水气运行气化的根本，气不行，则水也不行，病人因情绪压抑，气机不畅而致脾不运化而生水湿，水湿内阻，影响血之流畅，所以髋关节痛。脾虚不运则食物的营养物质不能有效的消化吸收，所以孕妇身体能量亦不足。拟健脾疏肝。

> ▶ 处方：党参 20g，白术 15g，茯苓 20g，生甘草 10g，陈皮 10g，柴胡 5g，生白芍 20g，当归 10g，沙参 20g。10 剂。

2006年8月23日二诊，患者自诉药后3天髋关节就不再疼痛，睡眠和脾气也好转，原方再服10剂。医院妇检羊水已正常。2006年11月中旬，顺产一3.4kg的男婴。

上面几例，是本人早年的病案，刚到金华以及在九德堂坐诊时，还常常见到这类病人，到文荣医院后就渐渐的少了，现在主要是针对一些疑难重症的治疗。

我把上几案给我重庆的学生文敏看，问她看了有什么感想，她说和现在的我比起来有很大的差别，我做如下分析。

本人以前对妇科治疗，是从肝脾立论，主要原因是当时来诊者多生活在山村，生活条件不好，到野外作业，风吹雨淋，过饥过饱的，加上卫生医疗条件差，人的中气大虚。所以本人对妇科的治疗多从脾胃入手。另外，那时本人对"肾主生殖"的理论在临床上的应用，还没有什么心得体会。现在到城市里，病人和农村的大不相同。主要是城市的生活习惯不一样，城市的生活节奏快，心理压力也比农村要大得多，加上城市人的夜生活丰富，所以早期对妇科的肝脾立论和现在妇科"心、脾、肾立论"的观点有很大的差别。

笔记 11：两例崩漏的治疗讨论

日期：2011 年 4 月 7 日

潘梅芳——

我这里有个女病人，50 岁，体型偏瘦，头晕，眼花，心悸，胸闷，眼眶酸痛，怕光，流泪，无法看电视，连睁眼看东西的力气也没有。时有潮热，潮热时感觉像有虚火，嘴唇灼热变红，眼睛也会跟着热起来红起来，眼屎也有，经常会流眼泪。小便也会变热，有涩痛感。潮热退了的那几天，又好点。失眠多梦，有幻觉感，心烦，情绪激动时不能自控。四肢酸软无力，膝关节处酸得厉害，手掌和足底有轻度水肿，我按了下像按在棉花上，不易恢复。皮肤颜色暗，胃口一般，大便这几天偏干，有时又偏软。舌淡略暗，无苔，三部脉沉细无力。肝肾功能都正常，心脏有期前收缩，睡眠一直不好，配了催眠药在吃，本来只要吃半片就能睡，现在吃 2 片都没有用。

去杭州治疗过很多次，2011 年 3 月 1 日，去杭州某医院看了中医专家。下面是杭州专家的处方。

2011 年 3 月 8 日。

▶ 处方：蔓荆子 15g，淫羊藿 30g，仙鹤草 30g，谷精草 30g，仙茅 15g，麦冬 30g，地骨皮 30g，玉竹 30g，女贞子 15g，丹参 15g，茜草 30g，墨旱莲 30g，酸枣仁 30g，合欢花 10g。

2011 年 3 月 15 日。

> ▶ 处方：蔓荆子 30g，酸枣仁 30g，绿梅花 3g，淫羊藿 30g，仙茅 15g，谷精草 30g，龙胆 6g，玉竹 30g，麦冬 30g，女贞子 15g，墨旱莲 30g，炒白芍 30g，丹参 15g，地骨皮 30g，胆南星 9g，针包草 30g，仙鹤草 30g，生龙骨 30g。

2011 年 3 月 22 日。

> ▶ 处方：蔓荆子 30g，郁金 12g，谷精草 30g，淡吴茱萸 9g，麦冬 30g，炒白芍 12g，淫羊藿 30g，五味子 6g，焦栀子 12g，青蒿 30g，合欢皮 12g，路路通 9g，丹参 30g，伸筋草 30g，胆南星 12g，猪苓、茯苓各 30g，灯心草 3g，灵磁石 30g。

吃了上面的药，没有什么效果。

2011 年 3 月 29 日。

> ▶ 处方：蔓荆子 30g，郁金 12g，谷精草 30g，淡吴茱萸 9g，麦冬 30g，炒白芍 12g，淫羊藿 30g，女贞子 15g，墨旱莲 30g，酸枣仁 30g，生地黄、熟地黄各 15g，龙胆 6g，青蒿 30g，合欢皮 12g，胆南星 12g，猪苓、茯苓各 30g，灵磁石 30g，枸杞子 15g，山茱萸 12g，鸡血藤 15g，当归 6g，丹参 15g。

这是最近一次处方。

> ▶ 处方：蔓荆子 30g，郁金 12g，谷精草 30g，淡吴茱萸 9g，麦冬 30g，炒白芍 12g，淫羊藿 30g，五味子 6g，焦栀子 12g，青蒿 30g，合欢皮 12g，路路通 9g，丹参 30g，伸筋草 30g，胆南星 12g，猪苓、茯苓各 30g，灯心草 3g，灵磁石 30g，菊花 3g。

病人服药两次后，睡眠稍微好点，其他没有好转，人更加没有力气。这次月经也一直淋漓不尽半个多月，颜色暗黑，量很少，小便稍有涩痛感。

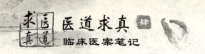

我认为这个病人属更年期综合征，气血阴阳俱虚，肝郁化火，虚是本，火是标。

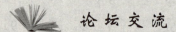
论坛交流

吴南京——

这是肾虚不制肝中相火所致。这肾虚，是阴阳俱虚。

头晕，眼花，心悸，胸闷，是心气不足；眼眶酸痛，怕光，流泪，无法看电视，连睁眼看东西的力气也没有，时有潮热，潮热时感觉像有虚火，嘴唇灼热变红，眼睛也会跟着热起来红起来，眼屎也有，经常会流眼泪这全是肝中相火所致；小便也会变热，有涩痛感这是气虚，气为阳，气不足则升发无力，元气下陷，阴火流于下；失眠多梦，有幻觉感，心烦，情绪激动时不能自控为下虚不制相火，相火上扰心神；四肢酸软无力，膝关节处酸得厉害这是脾肾两虚，脾主四肢，脾虚则清阳不能达于四肢，肾主骨，骨弱则脚无力。

杭州的药太阴了，不对症。方中的猪苓、茯苓利下药，一用就是各30g的，不能用。病人本来就是下焦不固，再这样的利，只会让人越利越虚弱。

潘梅芳——

这个病人的情况我比较了解，她的病根是忧郁成疾，到现在守了20多年的活寡。长时间的忧郁伤心就得了现在这种病。

国医斋——

南京说得对，肝肾不足，阴虚火旺，久而正气亦虚，更年期综合征为主！

潘梅芳——

黄芪30g，党参30g，白术30g，淮山药30g，陈皮15g，当归15g，柴胡3g，升麻3g，山茱萸30g，菟丝子30g，女贞子30g，墨旱莲20g，海螵蛸30g，茜草20g，三七5g，白茅根30g，炙甘草10g。

吴南京——

有虚火上来，对上焦要清要滋，而不是单一的在于下焦的潜阳，上焦清滋，其实也是对下焦阳气的收藏降潜起协同作用的。病人有明显的心烦，有时常小便涩痛，又有长期的情绪压抑，你上面的组方不太合理。治疗上虽说是虚火，但是虚火严重了，还有必要直接去火。漏血病人，当归一用 15g，易动血，不对。

这种三焦俱病的患者，用药上也一样要对上焦清滋，中焦促运化，下焦潜阳。月经淋漓不尽已半个月，这主要是肾不封藏和相火扰动血海所致。

枸杞子 30g，女贞子 30g，菟丝子 30g，牡蛎 50g，巴戟天 30g，炒白芍 20g，郁金 15g，夏枯草 20g，党参 15g，苍术 15g，陈皮 15g。用这个处方试试。

枸杞子、女贞子、菟丝子、巴戟天、牡蛎固肾填精；炒白芍收敛肝阴；郁金、夏枯草疏肝泄火；党参、苍术、陈皮调和中焦以促运化。如果说病人会气短，可以再加黄芪 50g，仙鹤草 50g。

国医斋——

可以。能不用巴戟天、菟丝子吗？滋阴的药还嫌少，潮热！

潘梅芳——

像这样的病人，情绪因素的作用很大的，我还叫她多找朋友聊天，也可以去洗脚或去娱乐场所，心理调节很重要。

吴南京——

是的啊，人的情绪对身体健康的影响是很大的。适当的运动很关键，可以促进阳气的升发，从而肝郁自解。如果病人肝郁明显，可以在处方中加用生麦芽 30g。

潘梅芳——

还有一个女病人，50 岁，月经过多，血崩，开始量少，色暗有粉状物，七八天后月经颜色变鲜红，血量变得很多，有血块，伴腹胀痛，因出血太多，开始有腰酸，头晕眼花，四肢酸软无力。舌胖有齿痕，苔白腻，脉搏细软无力。她月经过多，延期已三年，以前吃止血药，打缩宫素针，输止血消炎药有效果。这次我给她输止血药、消炎药、生脉注射液只能暂时好一点。

医院检查是子宫内膜增厚，有 16 毫米，子宫扩大，子宫增生过长，诊断子宫增生过长症，叫她做子宫切除术。她怕手术，能不能用中药治疗。

我开处方：黄芪 50g，党参 30g，苍术 30g，厚朴 10g，陈皮 10g，当归 10g，柴胡 5g，升麻 5g，山茱萸 30g，菟丝子 30g，蒲公英 30g，海螵蛸

30g，茜草炭 20g，蒲黄炭 10g，五灵脂 10g，三七 5g，仙鹤草 60g，炙甘草 10g，吃了两天，腹胀痛消失，血还是止不住。她家里止血药有十多种，吃了都没有效果。

吴南京——

这病人要固肾补气，同时还要活血化瘀。对于这种情况，必须活血去瘀，瘀血不去，血是止不了的。

黄芪用到 100g，党参用到 60g，五灵脂、当归去掉，另外再配合云南白药来治，云南白药胶囊一次 4 粒。血止了，得大力补气固肾，重用山茱萸 60 ~ 100g。

瘀血所致的出血，单用止血治疗，只会越止越严重。治疗时必要重用化瘀止血药以治标，临床选用三七、茜草炭等药为治，但因为临床上病情多变，我一般用云南白药胶囊配合治疗，根据瘀血严重程度，灵活控制药量。

潘梅芳——

我也是这样对她说的。一边给她输液一边让她吃中药，今天好多了。

黑乌鸦——

要不要加点鹿角片什么的？

吴南京——

现在别用，鹿角片在这个时候用作用不大。出血严重的，必须先止血，留得一分血，就是留得一分命。但这种病人，血止住了，平时的调理，放点鹿角片，还是很好的。

这种出血重症是很险的，虽说一般不至于死亡，但后遗症也非常严重。平时得花一个较长的时间来调补身体。

潘梅芳——

是啊，前天来看时已晕得坐不牢，叫人扶着来看病的。

吴南京——

有的出血病人，虽说看起来是气阳两虚还夹有瘀血，但要仔细的辨别，很多阳虚病人都有伏热。阳虚病人同时伏热的情况可占 85%，得重视，治疗时可在温阳的基础上清透伏热。

潘梅芳——

这病人舌苔厚腻，虚夹湿。

吴南京——

夹湿，湿重则会让血流不畅而致瘀，可以加用紫苏叶。去掉柴胡和升麻，一样可以达到提气的效果。

说到提气不要被柴胡和升麻局限了眼界，要去理解为什么能提气，是补气药合上风药来提啊，气本主升，合上风药的上扬之性，这样气就会升得更足。去柴胡、升麻加紫苏叶，一可祛湿，二可配合参芪提气。

潘梅芳——

用紫苏叶我是从来没有想到。

吴南京——

你啊，一想到提气，就被补中益气汤的组合配方所局限。只会想到柴胡和升麻。看来你对补中益气汤的组方精神还没有把握好，对李杲的原著也没有好好看。

这些名著是必看的，要把中医学好，名家原著必看，现在有的人说丹溪只会养阴，东垣只会补气，这样说的人，都是因为没有看过原著，跟着别人乱叫。

> **日期：2011 年 4 月 18 日**

潘梅芳——

上次那两个崩漏病人情况汇报一下。

第一个崩漏病人，现在睡眠比原来好些，漏经已好，情绪还是不稳定。昨天她又感冒了。是很虚的，经常会感冒。

第二个崩漏病人，中药吃到第三天血就基本止住了，恢复得还算快，昨天已经去开店了。说等吃完七天中药再来吃点补身体的药。

吴南京——

第一个崩漏病人的情绪压抑，固肾养精的药要用大（情绪压抑的人，风木闭于下。肝的疏泄在于足够的肝血，但肝血得脾的运化水谷精微和肾的精气。肾精足了，自能生肝血，所以固肾药的力度要大）。长年出血的，体质自然是虚弱的了。杭州医生的治疗思路是不对的，病人本来就是肾虚不封藏，还大剂阴药和风药乱用，势必动摇下焦根本，自然治不好。

你把第一个病人现在调体的处方发来看下。

潘梅芳——

枸杞子30g，女贞子30g，菟丝子30g，巴戟天30g，炒白芍20g，郁金15g，夏枯草20g，党参15g，苍术15g，陈皮15g，酸枣仁20g，合欢皮10g，丹参15g。

吴南京——

菟丝子要用到50g，党参用到30g，再加山茱萸30g，柴胡5g。这样效果会好点。

潘梅芳——

她不像其他更年期病人会潮热盗汗，只会红眼睛，嘴唇红热。

吴南京——

但还是得以固肾养精为根本啊，肾气大虚之人，补肾没有速效之法，要有一个较长的过程。

后来我去了趟新昌，这两例病人也过来看。病人虽说身体已见好转，但还是较弱，我针对病情开了固肾运脾调血的处方，身体也渐渐好过来。

崩漏是妇科大症，很多医生见出血只会用炭类药大剂来止血，这是一个极大的误区。出血，要先通过表现出来的症状群进行综合分析，弄清出血的原因。见神疲气短无力，脉弱，这是气虚不摄血，治疗的根本在于补气以固摄，气补上来了，血自然会止；见烦热脉细数，出血有明显的腥味，这是阴虚阳动，治疗在于养阴凉血；见恶寒面白，出血色淡，这是阳气不固，治疗在于温阳固脱；见出血而血块量多，脉涩数，这是瘀血内阻以致血不归经，治疗不但不能止血，反而要活血去瘀，瘀血去了，血才能归于脉而止，对于瘀血出血的情况，哪怕是出血量大，也不能见血止血，而在于补气活血为治，因为出血量大，气会随血而脱，有形的血不能速生，无形的气要速固，所以这时的治疗在于补气固脱，同时配合化瘀止血，比如用大剂人参加三七等为核心用药来治疗。

出血必虚，但出血也必留瘀，血止后要进行化瘀，但是化瘀药不能过大，因为化瘀药都有耗血动血的不良反应。如果过用化瘀药，反而不利于身体的康复，所以对于止血后的化瘀药，用量不能过大，情愿多吃几剂药也不能急于求成，弄不好反而造成再次出血。对于化瘀药的选择，最好选择辛凉为好，因为留在体内的瘀血会化热，如果化瘀药用过温也会动血，哪怕是阳虚病人，也一样选择辛凉化瘀药为好，对于阳虚出血病人，血止后，本人一般以"大剂黄芪＋四逆汤"为基础方，再加菟丝子、覆盆子、山茱萸等为核心用药，再加益母草来化瘀，这样的处理，一是可以通过益母草的凉性，让阳气潜于肾，二是防止化热而动血。

出血日久，易化热毒，对于出血超过 10 天的病人，有必要加些清热解毒药。病人月经期过长，超过 10 天未净的，同样要考虑热毒的问题，不能一味的止血。

另外，对于崩漏的治疗，有必要适当加些风药，妇女阴部受风冷的机会很多，但病人羞于开口，很多医生也没有考虑到这些问题，这要引起重视，本人对于出血期的止血，都会放点荆芥，但量不能多，一般放 5 ～ 10g。有人喜用荆芥炭，本人从临床治疗上来看，还是不用炭的好，生荆芥的升提力要比荆芥炭强，止血效果要好些。

出血必虚，后期的身体补养是非常关键的问题。"肾主生殖"，所以后期的补养，固肾填精是核心。但肾精来于脾胃对食物的运化和肺对自然清气的吸纳，所以补气运脾也是一个关键。补养用药不能过温，特别是气阳两虚的病人，很多医生会过用温热药，这要注意，如果病人体内的瘀血没化清，过温会使病情反复，所以对于气阳两虚的病人来说，在补养上也一样得酌加一两味清滋药以制约。

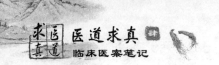

笔记12：一例妇科疑难病

2011年7月1日，我带学生去金华会诊一例疑难病。

该病人女性，68岁，皮肤白皙，看起来只有50多岁的样子。病案记录着乏力2个月，恶寒，发热1周入院。子宫肌瘤30年，雌二醇82.19pmol/L，白细胞 3.0×10^9/L，血小板 39×10^9/L，尿隐血（++），血沉30pmol/L。

病人自诉平时神疲无力，稍动则汗出如洗，反复口腔溃疡，失眠，心悸，口干渴，口苦，不时皮下出血，易中暑（脖子上还有刮痧的瘀斑），大便偏干，近来月经复来。体温37.5℃。舌淡稍胖，苔白稍厚但偏干，舌上有裂纹，舌尖偏红，但红得不明显。脉沉滑数而有力。

脉症舌象表明寒热虚实都存在，错杂无章，很难找到一个治疗方向，的确是一疑难病。

陈法总说病人是很明显的气阴两虚，他会以黄芪、党参、麦冬、五味子、熟地黄、山药、山茱萸、茯苓、泽泻、牡丹皮、知母、黄柏等药来治。本人认为不合适，因为病人见舌淡、脉沉、恶寒、神疲无力、稍动则汗出如洗等症，应属气阳两虚为患。现在处于小暑，天气炎热，阳气外浮，本来就气阳两虚的人，加上阳气外浮，气阳随汗出而耗散，无力固表以至于稍动则汗出如洗。虽说病人见舌有裂纹、口干渴，但舌苔只是偏干而已，并不燥，主要是津液不上承，以及上扰的虚火灼伤上焦之阴所致；脉虽数，但不细，而是沉而滑实且数。病人不是阴虚证，而是气阳虚不运水所致的痰湿内郁化火。失眠和口腔溃疡是虚火上扰心神；心悸是水气上凌于心；恶寒是气阳两虚无力温煦；发热是气阳虚，虚阳外越所至的气虚发热。病人虽说有湿阻，但陈法总的方中用的是茯苓、泽泻的淡渗泻下之药，病人是高龄之人，肾气大虚，加上下部出血，再用茯苓、泽泻等下利的药，不适合；高年妇女下身出血，必有肾气不固,但见沉滑数脉、舌苔白的情况,也不适合再用熟地黄和山茱萸这种敛湿之药。

气阳两虚之人,升发必不足,夏天阳气外浮,体内的阴气自重。加上阳虚之人必夹有内湿,湿为阴邪,湿性又趋于下,两阴相加,把阳气阻遏于下；加上患者本来就有 30 年的子宫肌瘤史,长期的瘀阻,也会化热,下焦的两热相加,灼伤胞宫血络,加上病人已 68 岁,肾气必虚不固,气阳虚也不能固血,几方面的因素相加,自然会血出；下焦之郁热长期不去,移于膀胱,所以见尿有隐血。气阳两虚之人,中焦也必有痰湿存在,痰湿内阻化热,热气上扰而见失眠、口腔溃疡；湿热上扰则头目不清利而见中暑、口苦等症；看来病人真是气阳两虚之证。

本病案的诊断易让人把握不准的地方,主要在于反复口腔溃疡、失眠、心悸、口渴、口苦、不时皮下出血、大便偏干、舌见裂纹、脉数等见症,看起来真像是一个阴虚火旺的病机。临床上阴虚火旺的病人,虚火过旺也会造成大火食气的气虚证,也会见动则大汗出的情况。但有几个注意点,如果说阴虚火旺到大火食气的地步,必会同时见五心烦热的情况同时出现,而这病人没有；阴虚火旺之人,多见心烦,这病人没有心烦；阴虚火旺之人,舌必红,但这病人舌偏淡；阴虚火旺之人的脉是细涩数,而这病人的脉象很明显的湿数,并且是沉的。所以说这病人的主要病机不是阴虚火旺,而是气虚不运湿,痰湿内阻化热所造成的郁热。

虽说病人是气虚不化湿为患,但目前已出现了明显的化热,所以现阶段的治疗在补气升阳的同时,还得以清火去湿为治。但去湿之药的选择要很注意,芳香化湿的药都偏温燥,现在病人明显的郁热在内,加上当时是一年中阳气最旺之时,芳香化湿的药不太好用,怕会助热；病人阳气不能升发,阴火下陷,下身见血的,渗利下行的药也不好用,因为用渗利下行的药不利阳气的升发,不利止血。

治疗得补中益气,清热去湿。

> ▶处方：生黄芪 50g, 党参 30g, 柴胡 5g, 升麻 5g, 仙鹤草 50g, 墨旱莲 30g, 五味子 15g, 女贞子 30g, 生甘草 20g, 麦冬 30g, 黄芩 20g, 瓜蒌皮 20g, 半夏 10g, 厚朴 10g。3 剂。

生黄芪、党参、生甘草、柴胡、升麻补中益气；五味子、女贞子固肾气；生甘草清心；麦冬清肺；黄芩、瓜蒌皮、半夏、厚朴去湿热；仙鹤草、墨旱莲止血。

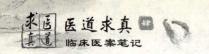
　　我对学生说这病情与《伤寒论》中的"小柴胡汤症"的病机很相似，但多了一个下焦肾气不固的成分在里面。

　　小柴胡汤的成分：柴胡半斤，黄芩三两，人参三两，炙甘草三两，半夏半升，生姜三两，大枣十二枚。主要用于口苦、咽干、目眩、往来寒热、胸胁苦满、默默不欲饮食、心烦喜呕、脉弦细等见症。从上述的症状群中来分析，病人见口苦、咽干、目眩、心烦等症，说明了病人有内热无疑；但这种内热不是实热，因为病人还见胸胁苦满、不欲食、脉弦细等症状，这是很明显的脾虚痰阻中气不运转的病机。所以说小柴胡汤的病机是脾虚痰阻所致的郁热，郁热内阻不得外透，上扰则见口苦、咽干、目眩、心烦等热症。小柴胡汤中用了人参、甘草、大枣、半夏、生姜来补中化痰；黄芩清郁热；柴胡透内热。脾主升清，脾虚痰阻之人，清阳必不能很好的上升，从小柴胡汤的组合来看，人参、甘草、大枣、柴胡、生姜这几个药的组合，有很好的补中提气的作用；但中虚生痰，痰这个病理产物不去除，片面的去补中提气，气必不能上来；小柴胡汤里的热证，也是因为痰阻所致的化热，治疗就得去痰阻，所以方中的半夏量用到了65g（通过刘渡舟、钱超尘等的多方考证，汉代半夏一升为130g）以逐痰饮。热为痰阻所化，痰为阴邪，易阻中焦的清阳上升，对于小柴胡汤症来说，不论是对脾的升清阳还是热象来说，半夏都是一个关键性的药物。清代的《医宗金鉴》讲到了小柴胡汤的君药是半夏，是有一定的道理。

　　我还拿了"半夏泻心汤"和"小柴胡汤"两个处方的组方情况进行分析。《伤寒论》中的小柴胡汤症，讲到了误用下法的治疗，可以再用小柴胡汤来治疗，但还讲到了小柴胡汤误下后，也可用半夏泻心汤来治。但这两个方用在病的程度上有所不同。半夏泻心汤的组方是去柴胡、生姜换成黄连、干姜。《内经》里讲到火郁发之，但治火郁用发散的方式来治疗，这时的火应不太重，所以小柴胡汤症时可用柴胡来散热。而误用下法后，本来就中焦虚的病人，会虚上加虚，所以就见到了心下痞（但满而不痛）、肠鸣下利等中焦虚寒的表现了，治疗上选择用干姜来温中，而不用生姜的发散。中焦越虚，郁热就越重，治疗上应加上黄连苦寒直折清火。

　　本例病人见神疲气短、稍动则汗出如洗，说明了虚证很明显，就应重用黄芪和党参来补气；因为病人化热也很明显，阳明也见化热（从大便偏干可知），所以在治疗上不能再用姜；热象明显的，化痰饮用半夏的量也不能过大，还是选择瓜蒌来化痰为好，瓜蒌性凉可清，质润可通阳明燥；有郁热的情况存在，所以稍稍酌用点柴胡和升麻来外透郁热。

病人服药后第二天就血止，精神好转，自行要求出院。

病人服几天中药，情况好转，但病还是没好。因为这病人长期服用雌激素，现在又有肾气不固的临床表现，虽说出血已止，其他症状也已好转，仍有必要再进行运脾胃固肾的治疗。

笔记 13：不孕，关节痛

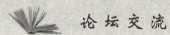 论坛交流

日期：2010 年 9 月 11 日

梨花——

我右腿老发凉，一见凉风就痛，冬天睡觉会痛醒，而且稍有点肿。

吴南京——

舌脉怎样？胃口怎样？经带胎产怎样？睡觉怎样？会不会腰酸痛？最近一次月经哪天来？

梨花——

舌淡苔白，胃口还好，不能吃凉的，吃了就胃痛。夜里腰酸痛，例假是 9 月 4 号的，色黑有深色血块，3 天，量不大。生夭亡的二女儿时曾上吐下泄，米都不消化。夏天天越热胃越凉，冬天冷空气来右腿凉痛。我前年吃了整整一年药，没有任何效果。

（吴南京按：病人产后曾有过"上吐下泄，米都不能消化"的病史。产后身体百节空虚，加上吐泄，使人的元气严重亏虚，外来之寒随虚而入。元气亏虚则无力生血亦无力运血，血脉不畅行，加上体内积寒严重，所以关节遇寒则痛。此时的治疗重点在于补气温阳、散寒活血，但病人的月经是 9 月 4 日，是卵泡期，中医认为是阴长期。虽说病人气阳大虚，内寒积闭，但温阳散寒药，都有耗精血的不良反应，此时的治疗，必须在养阴血的基础上进行温散，要不，阴血不复，也谈不上受孕了。）

吴南京——

生黄芪 100g，鸡血藤 50g，炒白芍 30g，炙甘草 15g，炒苍术 30g，茯苓 30g，厚朴 15g，川续断 30g，狗脊 30g，威灵仙 30g，独活 30g，桂枝 10g，怀牛膝 30g，菟丝子 50g，10 剂。

生黄芪、鸡血藤补气运血；炙甘草、炒苍术、茯苓、厚朴补中健脾促运化；川续断、狗脊、威灵仙、独活、桂枝、怀牛膝、菟丝子强肾壮骨；炒白芍、炙甘草、桂枝调和营卫。处方中炒白芍 30g，炙甘草 15g，菟丝子 50g，这样的用量，也可以制约散寒祛风湿药的燥性了。

> **日期：2010 年 9 月 12 日**

梨花——

药店老板说量好大。不过可以试试。

让他看 2 年了，效果不明显。

> **日期：2010 年 9 月 13 日**

梨花——

上午没再痛，傍晚痛了。感觉胀得厉害，腿感觉没那么凉了。

吴南京——

明天药里放生姜 50g 一起煎，少于 50g 起不了作用的。

梨花——

好的。那今晚的还放吗。

吴南京——

今晚的别放了，晚上吃姜，不利于阳入阴，晚上是养阴的。

梨花——

明天是三包的最后一剂。

吴南京——

原方吃 10 剂再说，后面的连吃 3 天都放老生姜 50g。

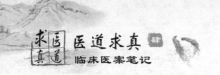

日期：2010年9月15日

梨花——

今天腿不那么凉了，却胀得厉害。

（吴南京按：腿胀厉害，这是气血在通，寒在外散，很正常。本人治疗阳虚关节痛时，常常见到这种情况，有的病人服药几天后，还会见到关节比原来更痛。但几天就会消失的。）

吴南京——

没事，胀是好事，说明在通了，很多关节痛的病人，吃了药反而更痛起来，这是很正常的。等腿不胀了，也就好过来了。把我上次开的10剂药吃完再说。

吴南京——

生姜放了多少？

梨花——

加干姜了。

吴南京——

要用生姜，不能用干姜。干姜守，生姜走，干姜的作用和生姜不一样。之所以用老生姜，在于取生姜的辛散力以去寒，干姜是没有生姜这样的作用的。

日期：2010年9月16日

梨花——

腿今天没痛。

日期：2010年9月21日

梨花——

明天最后一剂吃了换什么，再吃几剂啊？

吴南京——

上次的药方，生姜去掉就是了，一直吃到月经来的第二天为止，再换方。

（吴南京按：生姜的辛散力很强，不仅对于脾胃内在的寒邪，对于四肢经络的寒邪也一样有很好的作用。本人老家，农民在水田里作业，或者去山上被雨淋了等寒湿，用红糖生姜汤来治疗，效果显著。但生姜很燥热，病人气阳大虚，但精血也亏损，过用生姜不利于生精血，所以一旦症状好转，就要去掉生姜，以免过耗精血，不利受孕。）

梨花——

你的药真的很管用，要不，这次天气降温够我受的，这次降温腿没那么凉，也没那么痛。都是大热的，正好我特别怕冷。

吴南京——

这次气温降了几度？

梨花——

10 度。

吴南京——

我按"病位＋病性＋症状"来组方，还合理吧。还有我的一元论，精专对一的用药特点。

吴南京——

有白芍和炙甘草，不会太热的了。降温的话，药里再放生姜 50g，炮附子 15g。

梨花——

甘草是调和百草的。

吴南京——

只知道甘草调和百草，一看就是一个门外汉，如果仅是调和，我会放这么大的量吗？我放这么多是为了奠中焦，厚土以制水火。不要说你，一般的中医也只知道调和百草。

梨花——

吃您的药减肥。

吴南京——

会减肥的。气足，水则运，水运开了，你的脚治好了，人也瘦下来了。

（一下降温 10 度也能控制住，治疗思路对，不能改变思路了，要改也只是针对月经周期斟酌用药。）

> 日期：2010 年 10 月 5 日

吴南京——

你的脚现在怎样了，还痛不痛？

梨花——

不痛了，还是怕冷。

吴南京——

这次月经几号来的？

梨花——

10 月 1 号。

吴南京——

现在干净了没有？

梨花——

没呢，周五才服完药。

吴南京——

生黄芪 100g，鸡血藤 50g，炒白芍 30g，炙甘草 30g，伏苓 30g，川厚朴 15g，川续断 30g，狗脊 30g，威灵仙 30g，独活 30g，桂枝 10g，覆盆子 30g，山茱萸 50g，菟丝子 50g，生姜 50g，附子 15g。10 剂。

（吴南京按：病人经过一个多月的治疗，关节痛大见好转，治疗的重点得慢慢的转向固肾养精上来了。时值卵泡期，以炒白芍、覆盆子、菟丝子、山茱萸等药重剂大养精血。）

梨花——

现在就去抓药吗？

吴南京——

你的月经有没有血块啊？

梨花——

没有。

吴南京——

那等到月经干净了再服。

梨花——

刚开始颜色很鲜艳后来是黑色的，颜色很深。

吴南京——

阳气太弱了才会这样。你再用肉桂粉烧开水来泡脚，每天晚上泡半小时。天气冷来了，天晴的话，坐在太阳下，背对太阳来晒。

梨花——

后背是足太阳膀胱经对吗。

吴南京——

背为阳之腑，不仅仅是太阳经了，主要还是督脉。

太阳经为巨阳，他的阳气是靠肾阳的，只有足够的肾阳，太阳经才能抗寒啊。所以要在肾上做文章。

日期：2010 年 10 月 19 日

梨花——

我腿不痛了，也不怕风了。可这次降温出现胃痛了。

吴南京——

生黄芪 100g，鸡血藤 50g，炒白芍 20g，炙甘草 20g，伏苓 30g，川厚朴 15g，川续断 30g，狗脊 30g，威灵仙 30g，独活 30g，桂枝 10g，覆盆子 30g，山茱萸 30g，菟丝子 50g，老生姜 50g，炮附子 15g。10 剂。

（根本还是肾阳不足，有方守方，温阳还是最根本的治疗大法，但炒白芍和山茱萸的量要减少点）

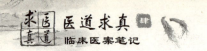

病人继续治疗两个来月，半年后说是怀孕了。

分析：以下是病人的全部症状。右腿及膝关节老发凉，一见凉风就痛，冬天痛醒且稍肿，舌苔发白，凉的吃了就胃痛。夜里腰酸痛，月经色黑有深色血块，量不大。生夭亡的二女儿时曾上吐下泻，米都不消化。夏天天越热胃越凉，冬天冷空气一来右腿凉痛。

关节老发凉，见凉风就痛，冬天严重，"阳虚则寒"，这是很明显的阳虚无力抗寒为患；舌苔白，这是气阳两虚不化湿的寒湿内阻；夏天的天气越热，胃越凉，因为夏天的阳气浮于外，里面阴气重，所以才会天气越热胃越凉；夜里腰酸痛，晚上阴气重，病人气阳两虚无力运血，血脉为之不畅，这种痛是寒瘀闭阻为患；病人的月经色暗有血块，也是有瘀阻的佐症；月经量少，加上病人产后曾有上吐下泻的病史，说明了病人身体的体质非常的虚弱，肾虚不能化血，月经量才会少，治疗不在于攻瘀，而在于养内为主，辅以调血去风湿。整个病机是脾肾阳虚，寒湿夹瘀。治疗得健脾温肾，养血通络。

方解已在上文，特别提一下黄芪。我治疗脾肾阳虚的关节病，都以大剂量的生黄芪为主药。教科书上说黄芪补气，这没错，但超大剂量的运用，就是补肾中元气了。黄芪外赤内黄，直根而下。赤入血，黄为脾之正色，可生后天之气，重用让药性下沉于肾，所以说大剂量用黄芪，主要的目的在于补肾之元气。本人只要见肾疲之症必重用黄芪，少则 80～100g 一剂，大则 200～300g 一剂，我成功地治过一例红斑狼疮高热不退的病人，一天之内用生黄芪 700g。大剂量的黄芪加上川续断、狗脊、菟丝子等药，能起到很好的补肾效果，比单纯用补肾药效果要明显得多。对于肾阳虚的病人，我不是以温阳药为主，而是大剂的黄芪为主药，比如说"四逆汤症"病人的精神涣散，用四逆汤的效果远远不如四逆汤加上大剂量的黄芪。本人治疗过好些临床上见"四逆汤症"的病人，开始我也只是用用四逆汤，效果不是很显著，后来在四逆汤的基础上，加上大剂量的生黄芪，一剂见分晓，效果立竿见影。这是我临床实践所得，现特别写出来。如果有人说"吴南京，你别乱说了，黄芪怎么能补肾中元气"，那么用了看就知道了。黄芪一药，直根而下，我们可知道黄芪实是入下焦的良药，但用黄芪来补下焦元气，量要下得足。量不足则药性会上浮，有时反而不好。

对于关节痛的治疗，现在的中医存在很大的误区，总是以"风湿"两字来概括，不去辨虚实，动不动就是一路的祛风湿药加活血化瘀药来套方治病。其实本病总是先由体虚，加上外邪入侵才得病，所以治疗的关键在于补体，辅以祛邪。虽说有"治风先治血，血行风自灭"的治疗法则，瘀，其实是由很多原因所造成，不是说见瘀就去猛下活血药，而是去看致瘀的原因，针对病因来治瘀，这才是治病的关键。

虽说病人的主症是关节痛，但病人是一个成年女性，有固定的妇女生理周期，治疗时一定要结合妇女的这种特定生理周期，而不是见关节痛就治关节痛，一方到底的治。要不，关节痛没有治好，月经周期先紊乱了。特别是这种不孕的病人，不调经，谈何受孕。

中医讲望、闻、问、切四诊合参，但是现在很多病人的病久治不好，都在网络上找药方治疗。我很少在网络上给人治病，但病机简单的，能从症状上诊断出核心病机的病人，还是会时不时的开个处方。总体来说还有些效果，主要就是通过病人的症候群进行有机的分类分析，找核心病机。当然，网络治疗实不可推荐。

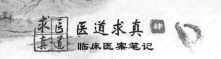

笔记 14：宫外孕

周某，27 岁，神疲无力，面部色斑，自诉几年前患急性盆腔炎。结婚后多次怀孕，一直都是宫外孕，两侧输卵管都动过手术，求医无门。2009 年 9 月份，患者停经 35 天，检查已怀孕，但受精卵在左侧输卵管，问我能不能治。

我考虑：女性排卵得有足够的阳气，阳气内动才能推动卵子的排出。本人治疗排卵不畅的患者，大多以补气温阳，加活血理气为治，效果理想。诊脉沉细滑，重取无力。舌淡红，稍胖，有瘀斑。病人有明显的瘀阻见症，治疗从阳虚血虚论治。

> ▶ 处方：菟丝子 30g，覆盆子 30g，川续断 30g，桑寄生 30g，党参 30g，白术 15g，茯苓 15g，香附 15g，当归 15g，红花 10g。3 剂。

3 天后再检查，受精卵已经在子宫内着床。

后又用了些固肾保胎的药，次年产一子。孩子现已 3 岁了。

2006 年，我跟宋世华老师学习时，宋老师治疗一个子宫肌瘤怀孕病人，见宋老师的治疗在健脾固肾保胎的基础上也用了很多的攻散药，病人在浙江省中医院住院治疗几个月，后在浙江省中医院妇科剖腹产一子。对这病案，宋老师当时很详细地对我讲解过。所以对于这样宫外孕的治疗，我从宋老师的方法移用而取效。

但后来也有几个一样的病人，因为怀孕时间长了，受精卵过大而治疗无效。所以对这种情况的治疗，怀孕时间不能太长，如果说受精卵过大，还得通过其他方法的治疗为好。

笔记 15：习惯性流产

金华郊区某女，29 岁，结婚 5 年，习惯性流产 8 次，其中 2 次怀孕 6 个月，胎死腹中而手术。2008 年春延余诊治。见其形体丰满，面色偏暗，自诉每次都是孕后两三个月就死胎，被迫流产，后来经过某中医调理后，其中有 2 次怀孕到 6 个月还是一样的死胎。否认药物流产史和手术流产史，16 岁月经初潮，第一次死胎后，人的免疫力就下降，神疲无力，长年感冒，感冒则鼻塞，但无鼻涕。月经后期，45 ～ 50 天一行。月经色暗有瘀血块，无痛经，平时腰酸，行经时腰酸加重。舌淡暗偏胖，有瘀点，边有齿痕。脉沉细涩而无力。逢经期。

病人带来了一大堆处方，大多是从四物汤或八珍汤为治，间有用到十全大补的，也有用到了五子衍宗一类，一直没有什么好的效果。去医院检查内分泌都正常，子宫内膜的厚度也正常。后来服用黄体酮和乌鸡白凤丸，怀到了 6 个月，还是死胎。

肾主生殖，加上多次的流产，肾气大亏，所以治疗应以大补肾气为根本。虽说四物汤中有熟地黄也可以补肾，但熟地黄只有养阴补血的作用，而没有固肾气的作用。八珍汤为气血两补，是有阴生阳化的作用，针对这个病人来说，八珍汤的效果要比四物汤好，但是也一样解决不了根本问题。五子衍宗虽对路，但处方中的药量轻，针对病人的具体情况，还要考虑到瘀血内阻等问题。因为病人多次流产，又有过手术史，加上肾气亏虚，血脉必不畅通。所以活血化瘀也是治疗本病的另一个重点，不活血，片面的补肾固肾，也一样的解决不了问题。

> ▶ 处方：固肾养精，补气运血。生黄芪 100g，鸡血藤 50g，当归 20g，菟丝子 30g，覆盆子 30g，川续断 30g，狗脊 30g，怀牛膝 30g，香附 20g，败酱草 30g。5 剂。

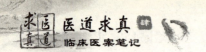

一剂药后，小腹大痛，嘱她服云南白药胶囊，每次3粒，每天3次。第2天月经下了大块瘀血块。云南白药有很好的止痛、活血、止血的作用，虽多用于伤科，但中医治病只要病机吻合，有是证用是药。

病人经行干净，这时是阴长期（西医称为卵泡期），治疗的重点要以固肾养精为主，药不能用得太温。所以补气温阳药的用量不能太大，以免影响精血的生成。

> ▶ 处方：固肾养精，补气养血。生黄芪50g，鸡血藤30g，当归15g，菟丝子30g，覆盆子30g，山茱萸30g，枸杞子30g，川续断30g，狗脊30g，淫羊藿20g，巴戟天20g，香附20g，败酱草30g。10剂。

此时病人已值排卵期，是极阴转阳的过程，宜将补气温阳药用量加大。

药后精神大见好转，换方。

> ▶ 处方：生黄芪100g，鸡血藤30g，当归15g，菟丝子30g，覆盆子30g，山茱萸30g，防风10g，川续断30g，狗脊30g，淫羊藿20g，巴戟天20g，香附20g，败酱草30g。10剂。

> ▶ 换方：生黄芪100g，鸡血藤30g，当归15g，菟丝子30g，覆盆子30g，怀牛膝30g，川续断30g，狗脊30g，淫羊藿20g，巴戟天20g，香附20g，败酱草30g。10剂。

药后月经已无血块，以上思路加减治疗近5个月，怀孕，足月后产双胞胎（两个女孩），现在两个女儿都已上幼儿园了。

病人习惯性流产8次，还有过2次手术，肾气亏虚已经非常严重。病人第一次死胎流产后，人的免疫力就下降，神疲无力，经常感冒，感冒则鼻塞，但无鼻涕。这主要是因为流产后身体亏虚，没有及时得到有效的保养和治疗，以至于身体虚弱。病人见月经后期（45～50天一行），月经色暗有瘀血块，平时腰酸（行经时腰酸加重），舌淡暗，脉沉细涩而无力等症状说明病人肾气大虚，但偏于阳虚；形体丰腴，舌偏胖，边有齿痕是湿阻；舌面有瘀点，见其面色偏暗，是有瘀血存在。从上述的症候群综合分析，病人气阳两虚，气阳两虚无力运血则见血瘀，气阳两虚气化无权则见湿阻。所以气阳两虚是病之本，水湿瘀阻是病之标。

人体五脏是五个功能系统，得有精气的能量物质才能正常的运转，如果精气不足的，运转则会失常，从而生病。

肾为藏精气之所在，病人经过多次流产和两次手术，导致了精气的亏虚和肾功能的下降，治疗的核心在于补气固肾，药用生黄芪、菟丝子、覆盆子、川续断、狗脊、怀牛膝补气固肾以治本；因病人逢经期，妇女的行经，是一个除旧的过程，加上病人有明显的瘀血之标症，所以用鸡血藤50g，当归20g，怀牛膝30g补血活血以促月经的畅行；气阳两虚，又见明显的瘀阻，这种情况极易化热，所以加败酱草解毒活血。病人因气阳两虚，血行不畅，这样大剂药下去，旧血一动则见小腹大痛，这时的治疗重点不在于止痛，而在于去旧血。旧血去了才能生新血，这时去瘀就等于进补。

对于多次刮宫的流产不孕病人，开始治疗时，在扶正的基础上，还要进行活血解毒，这是关键性的问题。

刮宫后对子宫和身体所造成的损伤，很多医生不去理会，对刮宫流产后的身体虚损也没有什么有效的方法来治疗。病人得不到有效的调理，身体虚弱，月经量变少、月经后期、不孕等妇科病也就随之而来。对于这种情况，很多中医也是多用四物汤加活血药为治，虽说短时间内病人的月经量是增加了些，其实病人的身体则更虚损了。所以治疗的根本在于健脾补肾以固体，但是因为流产后所带来的子宫损伤问题没有解决，病人也一样不能受孕。

久病必虚，何况是病人有过刮宫手术史。体虚则血行必然不畅，死血化热化毒，所以对于刮宫后不孕的病人，开始治疗时，活血解毒是非常有必要的。

笔记16：产后小便不调

2010年4月，金华文荣医院妇产科李医生打电话来，说病房里有一个产后三天的怪病，叫我会诊。

患者27岁，足月顺产，产后3天，恶露没净。李医生介绍病人产后尿潴留，采用导尿术，又得尿失禁。这3天来，要么尿潴留，要么尿失禁。本人诊舌红苔薄，脉缓稍弦，纳可，大便干结，由于孩子婆婆在带，睡觉也很好。

产后单一的出现尿失禁或尿潴留都是很常见的，因为怀孕7个月后，胎儿压迫膀胱，再加上分娩时用力过度，损伤了膀胱，导致小便失常。但尿潴留与尿失禁交替出现实属少见。从病人的舌脉及整个身体的症状来说，都没有什么不对，一下子把我难住了。过会，我想到了《伤寒论》中的"小柴胡汤症"（柴胡、黄芩、半夏、人参、甘草、大枣、生姜组成）中的"往来寒热"。小柴胡汤是张仲景治疗少阳伤寒症的主方，也是中医治疗八法"和"法的代表方剂。历代医家对于这一病机各说各理，有说少阳为半表半里；有说少阳为不表不里；有说少阳为表里的枢机等。从他们的角度去理解都有理，但本人认为，这往来寒热应是指病邪与身体正气的"拉锯战"，是指病情的轻重度，时寒时热是病情时重是轻。这种情况，往往是病不是很重，身体有一点点虚弱，治疗不在于完全攻病，也不在于完全补虚。而是在于针对轻病以轻药去病，用黄芩在于去热，柴胡以去寒；人参、甘草、大枣、生姜、半夏用来调理脾胃补中气以养体。半月前天气不是很暖和，产妇脱裤子分娩，会着凉而感受风寒，产后气血大虚，子宫损伤又有瘀血，所以本病是气血同病，内外同病。病人的尿不时失禁和不时潴留，病机应与小柴胡汤症的病情进退是相似的，于是我开了小柴胡汤加味治疗。

> ▶ 处方：党参 20g，生白术 30g，茯苓 30g，生甘草 10g，炒枳壳 15g，半夏 10g，柴胡 10g，黄芩 10g，当归 15g，益母草 30g，杏仁 15g，桃仁 15g。3 剂。

病人只服一剂药就好了，于是本人把该案整理以见同行。

分析：李杲"脾胃一虚，百病从生""脾胃一虚，九窍不利"，身体虚必须调理脾胃，虽说有的病人以肾虚为主或血虚为主的，但也必须在调理脾胃的基础上进行补肾或者补血，脾胃不好，仙丹也吸收不了，还谈什么补呢。所以本人用六君子汤（上方前六味）调理脾胃补中以养体；柴胡祛风；黄芩清热（黄芩还有很好的消炎作用，产后病人产道多会有感染），当归、益母草、桃仁活血祛瘀以修复子宫；并且当归和桃仁还有很好的润肠通便的作用，加上杏仁润肠降气（肺与大肠互为表里，肺气一降，大肠气也降，增加了通便的效果），以解决病人的大便干结。

产后病人的病情主要是"多虚""多瘀""多风寒"。虚是大家都知道的，产后气血会大亏，所以要好好坐月子保养身体。瘀，就是瘀血，产后子宫必会受损，不论是顺产还是剖宫产都会让子宫受损，会出血，出血必有留瘀，为什么产后医生会配点活血化瘀的药，就是为了去瘀血，以利子宫的修复，旧血不去则新血不生，身体内有瘀血的存在，是怎样补也补不进去的。《金匮要略》中的"大黄䗪虫丸"以治疗虚劳症，也是去瘀生新的思路，所以产后的活血化瘀是有必要的。产后病人因气血虚弱，大肠失于润养，所以大便开始几天都会干结，这种情况大黄类泻药千万不能用，除非病人在分娩时得了重伤寒，化热了出现阳明症，否则大黄是不能用的，要用也只能用点润肠药。其实补养气血酌加润肠药，一般一两剂药下去，大便自然会通畅。对于产后风寒，老一代人是很重视的，现在的年轻人反而不太重视了，其实生孩子时，特别是天气冷时，大伤元气，风寒就会直入体内，往往会形成重伤寒，这一点宋朝陈自明的妇科名著《妇人良方》写得较多，他所用的药方，风药较多，很多人死抱叶天士的"女子以肝为先天"，方方不离"四物汤"（白芍、当归、川芎、熟地黄），觉得妇科用风药太燥，这种死读书是不对的，从临床上来看，产后多风寒也是事实存在，要特别注意，这种伤寒，是在元气大伤的情况下得的，所以往往特别重，为什么老人会说，月子里的病特别不好治，伤

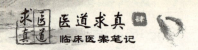

寒实是一大因素。

上述是产妇的情况，其实流产也一样大损人的元气，一样得很重视，现在人工流产的人越来越多，很多人流产后身体一下子跨了，也是流产后对身体保养没有足够的重视。

切记，切记。

笔记 17：产后抑郁症

夏某，女，32 岁，金华兰溪人，产一子。患忧郁症多年，先后在金华、杭州、上海等地治疗不效，经朋友介绍，2012 年 5 月 5 日找我治疗。其夫因为老婆的病，平时也自学些医学知识，也可以算得上是半个医生了，带老婆来看病时，谈了很多，我也讲解得很细。我见患者体胖，对方自诉身高 160cm，体重 67.5kg；平时无汗，大夏天也不会出汗；四肢端皮肤硬，如树皮样，手指不能碰水，摸水则肿胀，已有 10 来年；近年来经期延长，10 余日才干净；早上醒来有气没力的不能动；性亢奋，严重失眠。情绪方面表现为白天亢奋，发作时头痛，胸口闷，晚上抑郁、悲观；咽中痰阻；平时恶寒。亢奋时高声多话，情绪激动；抑郁时悲苦想哭。对于情绪方面的亢奋，自诉在年轻时就有，只是没有这么严重，自生小孩子后变得严重。患者丈夫代诉，之前中医治疗，大多以寒凉中药为治，吃中药后则腹痛泻。去年病人情绪亢奋头痛不止，在金华人民医院住院，未能止痛，后来患者丈夫用"龙胆泻肝汤"，止头痛效果明显。当时我的学生罗莎也在，见到这样的病人，她也是一脸的疑惑。

我诊脉沉细弱，重取稍数，两尺偏弱。舌嫩红，尖红点，苔稍腻。末次月经 4 月 27 日，量少，痛经，行经不畅，腹胀。

此病人寒热虚实错杂，从病史来看，主要是先天不足（年轻时就有情绪亢奋的表现），加上后天产后大伤失养，身体的肾气大亏，无力制约相火所致。

白天阳气旺，病人肾虚无力制约相火，虚火上浮，扰乱心神，所以见亢奋；病人阳气不足，晚上阴气重，无力升发，所以见抑制。所以对本病的治疗核心在平补肾阴肾阳，阴阳两气得以平衡，则相火能归其位。病人虽说是阴阳俱虚，但从临床症状群来分析，主要还是偏于阳虚为主。病人平时恶寒是阳弱无力温煦；四肢端皮肤硬，是因为阳虚，清阳不能走于四肢，四肢端得不到润养所致；无汗，大夏天也无汗，是阳虚无力蒸腾；身体胖，是阳虚无力气化，水湿内阻；早上醒来不能动，也是阳虚的表现，早上为阳气升发的时间段，阳气虚弱无力升发，清阳不能外通，所以没力；咽中痰阻是因为阳虚不化湿，痰湿随上冲之虚火上冲于咽喉要道，《伤寒论》中的咽痛，全列入"少阴病"篇，这说明了本病的根本是因为肾虚无力制水，但书中的处方，却是治标之药，后学者要注意，不能套方治疗；经期延长，是阳虚不固摄；行经不畅是阳虚不能运血。脉沉弱、舌嫩红都是阳虚的见症。

阴生阳化，阴阳两气缺一不可，阳虚则不能化阴，阴也随之而亏，所以虽说见明显的阳虚之症，还要考虑阴的不足，病人月经量少，脉细，很明显的阴亏之征。

但病人病程长久，从临床表现上来看，除了根本的肾气亏虚外，还有很多由病"本"产生出来的"标"症。病人虽说早上起来时不能动，这是因为早上阳气还很弱，不能外达，所以才会见无力，到了白天阳气旺起来了，肾虚无力制约相火，天之阳加上内在的相火，两阳相加，上冲而扰乱心神，所以人就亢奋。治疗应补气温阳为本，佐以清上焦之热，让阳气下潜，再配合些去痰开窍调血之品。

> ▶处方：黄芪100g，苍术30g，陈皮15g，干姜15g，茯苓50g，吴茱萸10g，百合50g，桑叶15g，菊花15g，丹参30g，石菖蒲10g，菟丝子30g，山茱萸30g，炮附子15g。10剂。

黄芪、苍术、陈皮、干姜、茯苓、石菖蒲运脾化痰，中焦脾胃为气机升降的枢纽，中焦得运，痰湿去了，气机升降才能有序，上浮之火才能下潜。很多人一见虚火上浮就只知用重镇金石类药和温阳药为治，殊不知重镇的金石药大损脾胃，脾胃一损则不运，痰更生，上浮之火更不能降。先贤用半夏治失眠，无非也是为了祛中焦之痰湿，使上浮之火下潜而为治，并不是说半夏是专治失眠的特效药；百合、桑叶、菊花、丹参清肺、心、肝，使相火下潜；茯苓、百合、桑叶、菊花、丹参、石菖蒲宁心去火安神；黄芪、吴茱萸、菟丝子、山茱萸、炮附子固肾温阳。

2012年5月26日二诊：病人失眠好转，但脾气急躁。舌淡黯，有瘀斑，苔稍腻。右脉沉细涩弱，左关弦涩。

> ▶ 处方：黄芪 100g，苍术 30g，茯苓 50g，陈皮 15g，益母草 50g，丹参 30g，菟丝子 30g，怀牛膝 30g，狗脊 30g，百合 50g，葛根 30g。10 剂。

2012 年 6 月 5 日：痛经及经期好转，咽中瘀阻好转。舌淡黯，有瘀斑。右脉沉涩浊，左脉偏弱，重取内动。末次月经 5 月 25 日。

> ▶ 处方：白芍 30g，天麻 20g，钩藤 30g，白僵蚕 20g，菊花 20g，丹参 30g，牡丹皮 15g，百合 30g，山茱萸 30g，菟丝子 30g，巴戟天 10g，黄芪 50g，姜半夏 20g，苍术 30g，陈皮 15g，石菖蒲 15g。10 剂。

2012 年 7 月 7 日：病人现在体重只有 60kg，手足肢端也滋润起来。情绪很正常，力气也好了。原来早上起来不能动，现在可以干活了。便溏。舌淡黯，有瘀斑。右脉沉细涩稍数，左脉偏弱。

> ▶ 处方：黄芪 100g，苍术 30g，陈皮 15g，姜半夏 20g，茯苓 30g，石菖蒲 10g，山药 30g，芡实 30g，菟丝子 30g，覆盆子 30g，巴戟天 30g，泽泻 15g，怀牛膝 30g，天麻 20g，丹参 30g。10 剂。

此病现在越来越多，主要是因为先天的不足和后天的失养。先天不足，主要是因为现在流产的人越来越多，流产后大多没有得到很好地调理保养，所以产妇的体质虚弱。生活条件好了，乱吃乱喝，加上运动少，所以现在人的体质相对来说要差。再加上产后大伤元气，所以本病已成为现在的多发病了。西医方面，除神经抑制药以外，也实在没有什么很好的法子来处理。虽说本病的发生，现代西医认为是以内分泌失调为主，其治疗方法相对单一。

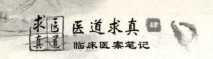

笔记 18：补气升阳治疗男性阴痛

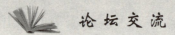
论坛交流

日期：2011年6月5日

天之心——

我早些年患过一种怪病，这个病的主要症状有两个，一个是阴囊和睾丸上缩，遇寒痛剧，阴囊内缩。另一个症状是阴囊和睾丸下坠，收不上去，痛丝丝的，很难受。

我这病已经很多年了，四处求医，也没治好，无奈自己看书，最后用张介宾的"暖肝煎"原方治疗。阴囊和睾丸上缩的症状已经治好。但阴囊和睾丸下坠的症状没有治好。也曾有过气短、懒言等中气不足的症状，吃了补中益气丸效果也不太明显。其间也吃过右归丸等补阳的药都没治好。有幸看了你的日志，其中有一篇关于男科炎症的中医治疗。那位患者的病情与我现在的症状很相似。我对脉诊不太了解。我目前的状况是：舌淡微黄、舌上津液很多，有时吐白痰，口不渴，大小便还可以，也没有肝炎病史。

吴南京——

气阳两虚，黄芪 30g，党参 30g，苍术 20g，柴胡 10g，紫苏叶 20g，干姜 10g，半夏 15g，鸡血藤 30g，炮附子 10g。吃几天试试看吧。

日期：2011年6月10日

天之心——

这病与肝也有关吧，因为肝绕阴器。与肾也有关，因为肾司二阴。我认为光提升中气也不行吧？

这病得健脾、补肾、活血、疏肝，总体治疗吧？

这病升提的比重要大，占整个处方 70%，老师你说行吗？

你给我开的方，我抓了 5 副。现在已吃了 4 副。

你给我的诊断是气阳两虚。我个人认为就是这个病证。我经常有气短、懒言等中气不足、脾气下陷的症状。吃了你开的药，感觉挺对证的，也不那么难受了。以前大便都是在早晨起来有，这几天大便没有便意，大便微有干燥。小便有便意，但解小便时有点费劲，排半天也排不出来，好像小腹没有压力似的。

老师，书上说，肾司二便。在方里加点补肾的药行吗？

日期：2011 年 6 月 12 日

天之心——

5 副药都吃完了，吃了您的药，感觉挺对证的，下坠的症状减轻点了。大便也基本正常，小便还是有点费劲，但比头两天强了。我还用这个方吃行吗？

日期：2011 年 6 月 13 日

吴南京——

原方再吃 5 剂。

天之心——

老师，排尿不畅是中气不足吗。

吴南京——

人体的升清和降浊是一对矛盾的统一，清阳不升则浊气不降，所以会有排尿不畅的感觉。

天之心——

现在排尿顺畅比头两天强多了。

天之心——

我又吃了 5 副，现在排尿已经正常，下坠的症状也已经缓解了。我还想吃几副巩固一下行吗？

吴南京——

你是哪里的，现在天气怎样？

天之心——

吉林松原的，天挺热。

吴南京——

黄芪 30g，党参 30g，苍术 20g，柴胡 10g，紫苏叶 20g，干姜 10g，半夏 15g，鸡血藤 30g，炮附子 10g，菟丝子 30g，这方再吃几天吧。

本人把此案和我学生们讨论如下：

流星雨——

该病是肝寒导致的气机升发无力。吴茱萸 15g，党参 30g，大枣 30g，干姜 20g，附子 20g，小茴香 10g，黄芪 50g，柴胡 10g，当归 15g，甘草 6g。

如果遇寒痛剧，阴囊内缩，用炒盐加葱白外敷。

潘梅芳——

黄芪 50g，白术 30g，茯苓 30g，桂枝 15g，制附子 15g，炒白芍 30g，吴茱萸 5g，小茴香 5g，乌药 5g，橘核 30g，金钱草 50g，川楝子 1g，茵陈 20g。

吴南京——

舌淡微黄，舌上津液很多，有时吐白痰，口不渴，这些症状说明有湿，但没有热。流星雨的方里是不是可以放点祛湿的药物呢，你的方里有大枣 30g，甘草 6g，弄不好会形成湿热的。1 个月前就有一位宁夏来金华的病人，因为前医片面温阳，造成湿热阻遏下焦的疑难病。需要注意。

潘梅芳的后面 3 个药加的不对。因为病人的舌苔虽说有点偏黄，但黄而多津，这不是热。

舌上津液很多，有时吐白痰、口不渴，这是明显的阳虚证，但治疗时也不能片面温阳，而要考虑到湿的一方面。但这种湿不能利，淡渗利尿药是向下沉降的，所以应用芳化和苦燥来治。

潘梅芳——

经你一解释，以后遇到类似病例就知道怎么治疗了。

吴南京——

苔黄而干是内热重，开始伤阴了，治疗要清热燥湿，酌以养阴，比如白虎汤加苍术；苔黄而多津的，这是湿重，还是要从寒论治的。这病人吃了补中益气丸效果也不是太明显。其间也吃过右归丸等补阳药都没治好。可以说前医治疗的主证是找对路了，但因主证所变生出来的兼证没有处理好，所以治疗不起作用。病邪在体内，治病时应使邪有出路。见阳虚只知道片面温阳，没有去考虑阳虚所至的内湿阻滞，这湿就是病邪啊，治疗时应该把内在的湿化开。如果湿在下焦，而没有中气不足的表现，可用利尿药利水祛湿；如果有明显的中气不足，这时祛湿得用芳香化湿药和风药。如果不考虑兼症问题，片面温阳，常常会发生变症，使寒湿变为湿热，有的形成火。阳虚之证，在治疗时应该考虑有没有湿阻、瘀阻、伏热等兼杂证。如果有兼杂证，治疗时应该去处理，否则见主证就治主证，常常达不到理想的效果。

流星雨——

是的，我也有这样的失误。

吴南京——

阳虚了，已见气化不足的湿阻，湿邪就阻遏了清阳的升发，所以单纯补中益气不行，单纯温阳也不行。但病人是一个久病之人，阳虚的表现已不再是单纯的阳气被湿阻而升不上来，是真的虚了，气化不足了才生湿。所以治疗应该在补气温阳时配合化湿药。

笔记 19：胃痛失眠

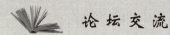

论坛交流

日期：2011 年 10 月 13 日

红叶舞秋山——

我身患小疾，胆息肉，肝血管瘤，失眠 3 年，晚上基本无睡意。健忘，疲倦，口不干，偶尔苦，大便溏烂。2008 年初因失眠而服药，医院医生开四逆汤 10 余服，附子理中汤＋龙牡桂枝汤加减百余服，服后更不寐，停药半年后才逐渐恢复一点睡意。2008 年服药至 2009 年底然后去体检就发现有肝血管瘤和胆息肉了。停药后换医生服温胆汤加减 10 余服及天王补心汤 3 服，还有黄连阿胶汤原方 5 服，不好也不坏。原来没有肝病，就胃病。现 10 个手指甲的月牙已全消失，脉一直都偏快。

二少——

乱弹琴啊，乱搞火神，你的症状有点像"柴胡桂枝干姜汤"，你参考看看。一般有肝病的患者，不会考虑四逆汤的。

（吴南京按：二少所提到的柴胡桂枝干姜汤，对这病人也不适合。柴胡桂枝干姜汤由柴胡、桂枝、干姜、瓜蒌根、黄芩、牡蛎、炙甘草等药组成，虽说方中用了瓜蒌根、黄芩的凉药，但病人已经吃了四逆汤 10 余服、附子理中汤＋龙牡桂枝汤加减百余服，并且脉偏快，再用桂枝和干姜是不合适的。肝病不去考虑四逆汤，这不见得。本人在临床治疗过程中，常常见一些慢性肝炎患者，因为服了过多的寒凉药而见脾肾虚寒的，这时再用寒凉药来治，只会加重病人的病情，本人常常用四逆汤加茵陈、垂盆草、大黄等药为治，效果显著。）

党参——

怎么能吃这些药？不辨证就用这些药，病不加重才怪呢。那是药不对症引起的，你吃的那些药都是温热性的药，而你的病得用疏肝利胆、健脾和胃利湿、活血化瘀等方面的药。庸医害人，建议你在当地找一个真正的中医好好看看。

红叶舞秋山——

都看过了，连草医也看过了。服药之前，肝胆都检查过，没问题。服药期间，有时喝水都不消化，在胃里摇晃。（吴南京按：胃主通降，但胃的通降功能正常，得有足够的胃阴，病人长期吃了燥热之药，胃阴大耗，以至胃的通降功能失常。）

日期：2011 年 10 月 14 日

红叶舞秋山——

近几个月经常有牙结石，白色稀痰也稍偏多，有时出汗经常从右额头出，上楼都感觉累，现在我还做体力劳动工作，早上不想吃东西，累了连午餐也少吃，实在是不想吃，没有食欲。我前个月又去看中医，医生说：脾虚湿热内蕴。好像用六君子汤加减，方中有柴胡。前医说我虚损、寒湿、脾肾阳虚，脉沉细弱。药用干姜、附子、生姜、硫黄、熟地黄、大葱、白术、茯苓。

（吴南京按：病人见额头汗出，人易疲劳，这是气虚不能摄津。结合上面病人自述脉偏数，那么病人的脉是细数无力，是因为吃燥热药过多，内热太过，大火食气，从而耗气伤阴。）

党参——

有效果不？

红叶舞秋山——

有效果啊，就是更睡不着了，便更溏。

（吴南京按：病人便溏，不见得都是阳虚，内热太重，迫便下行也会引起便溏。病人吃过多的热药，耗伤肾气，加上内热过重才会便溏，再加此医生治以干姜、附子、生姜、硫黄、大葱，使病人内热更重，所以见便更溏。病人的失眠是火气上扰心神，再吃热药，上冲的火势更猛，于是失眠就更加严重了。）

党参——

有时经常右额头出汗出属气虚。对了，你昨晚说人容易疲劳，也是气虚的表现。那就是脾肺气虚了。

我个人认为是：肺脾肾气虚，心肝有火，肝郁气滞，肾不化气。干姜、附子、生姜、硫黄、熟地黄、大葱、白术、茯苓？你吃这个药有效果？不会吧？吃了有什么效果？说说看。大便不溏了？

你是气虚，不是阳虚。气虚没阳虚严重。病情没到那一步就用那一步的药，会有不良反应的。

红叶舞秋山——

医生说这叫下法，要寒湿从两便下。我停他的药半年后，才慢慢恢复一点睡意。

党参——

从舌象上看，你没有寒湿。只有点肾不化气，所以你的舌后根有点黄腻。

（吴南京按：病人的舌象通过网络发过来看过，舌尖前半部很红，根苔稍稍有点厚，稍偏黄，但不是很黄。所以病人的情况，综合上述来看，主要还是中上焦热为主。）

红叶舞秋山——

同意，我表哥也是这样说。

党参——

那你怎么不找他看病？

红叶舞秋山——

无效。想起来了，现在看东西有些模糊。

党参——

有肝火。

红叶舞秋山——

有肝火，医生在方里也加有白芍啊。

党参——

脾肺气虚用黄芪、党参、白术、茯苓、炙甘草。白芍清脾火，你本来就脾气虚，还清脾火，那不更大便溏泻了？白芍是柔肝，不是清肝火。

（吴南京按：党参说的脾气虚不能清脾火，对于这方面的内容，李东垣的阴火论讲得很清楚了。但就从火和气来说，大火会食气，也就是说火气太过，会耗损元气。这病人过食热药，体内积热太过，会导致腠理疏泄，从而耗气，所以在治疗上补气和清火是可以结合的。）

红叶舞秋山——

我前几天偶遇中医院学生，说我里面潜伏有热，学生说用力按还是感觉脉动，所以他认为我里面有热，他说我脉不细，该学生建议"竹茹汤原方＋大黄"，还没吃。前2个月遇一干部疗养院针灸医生，说我脉有根、有胃、有形，看舌象说我有湿，说我不太严重。

党参——

哦，说你是什么原因引起的湿？是肾不化气引起的湿？反正不是脾虚引起的湿。不然，舌的根部应该有很厚的苔。

红叶舞秋山——

怪不得六君子汤无效。

党参

你的舌中部没看到苔，六君子汤无效，还会引起胃痛、口干。

红叶舞秋山——

医生说我脾虚啊。我胃痛20几年了，西医说是慢性胃炎，胆汁反流性胃炎。

党参——

胆汁反流性胃炎。要以通为用，那个学生用大黄应该对哦。也许他这个处方对你的病。

红叶舞秋山——

竹茹汤加减也吃过，无效，不过没大黄，所以有点犹豫。在耳尖放血还是有一定效果。

党参——

哦，那就继续治疗呀。

红叶舞秋山——

耳尖放血，是放攻心的热毒吗？问一下，竹茹汤原方＋大黄，大黄用量多少为好？

党参——

竹茹汤原方有哪几味药？我不知道这个处方。

红叶舞秋山——

制半夏 60g，竹茹 60g，枳实 60g，陈皮 90g，炙甘草 30g，茯苓 45g，黄连 20g，生姜 5 片，大枣 1 枚。中医院学生加大黄 18g。

（吴南京按：这病人过食热燥药，津液已亏，再用这方大燥和攻破，对病情来说无异于雪上加霜。针对这病人来说，还得以甘润为主、清燥去痰热之标为辅的治疗才是正路。）

党参——

这么大的量？是汤剂？还是散剂？

红叶舞秋山——

汤剂。

党参——

一服药？个人认为这么大剂量不安全。哦，我没用过这个处方，不敢乱说。

红叶舞秋山——

你看可以试试吗？我现在，身热，大腿正前部冷。

吴南京——

你这是胆火和胃火都偏旺。

黄芩 15g，黄连 5g，大黄 3g，蒲公英 30g，党参 30g，苍术 30g，半夏 15g，厚朴 15g，丹参 30g，柴胡 10g，吴茱萸 5g，炒白芍 15g。这样治几天看看。吃些时间再做个胃镜。

急则治标，病人现在主要见内火过旺，心神受扰而不眠，睡不好，人的精神也就不好了。所以治疗的重点在于去内热，泄热治以苦寒，用黄芩、黄连、大黄、蒲公英去热，热重之病，去热就是养阴；病人见唾液多，这是脾虚不化，主要是因为病人过服热药，大热耗气，气伤无力运化所致，用党参、苍术、半夏、厚朴健脾促运化；大热燥药耗津，用蒲公英、白芍、党参甘酸化阴。蒲公英一药，性凉味甘，有很好的养胃阴作用。病人有严重的胃糜烂，所以对于这种阴虚，选择蒲公英最为合适；病人久病而郁，加柴胡、吴茱萸温肝疏肝，以促脾之运化。吴茱萸和黄连合用，又可达到辛开苦泻的目的；病人气虚则无力运血，津亏则血少，脉不充，也会导致血行不畅，所以加用丹参。丹参一可行血，二可清心。

日期：2011 年 10 月 31 日

红叶舞秋山——

我照你上面开的方子吃了 10 余服，疗效很好。其实第一服就已经显效了，当晚就有睡意，一觉到天亮，睡了 7 小时。现在平均每晚能睡 5 小时左右。少的时候也可睡 3 小时。大腿正前部时有冷感，躺在床上休息时尤为容易发作。大便溏烂（原来大都是黄色，这段时间吃药后大都为青色），小便有时白，有时黄（工作累和情绪不好的时候就黄），这两天睡眠又差了点。

香果儿——

你开的方子是在清他的肝火？

吴南京——

全身是病，先治胃。现在胃好转过来，治疗思路要变化了。

香果儿——

要改为治肝了，对不？以肝为枢纽。

吴南京——

不是，原来是治肝以达到治胃的目的。现在要治肾了。

他虽说肾虚严重，但脾太差，这种情况来治肾，运化不开的。所以开始以健脾清肝为治，现在开始好转了，要向治肾方面去了。脾胃不好，吸收不了，补肾也是白补。

黄芩10g，黄连5g，丹参30g，钩藤（后下）20g，党参30g，苍术30g，半夏15g，厚朴15g，吴茱萸10g，菟丝子30g，巴戟天30g，怀牛膝20g。今天给病人换成这样的处方了。

黄芩、黄连、丹参、钩藤（后下），心、肝、肺一起清；党参、苍术、半夏、厚朴、吴茱萸健脾促运化；菟丝子、巴戟天、怀牛膝补肾；黄芩、黄连、丹参、钩藤（后下）再加怀牛膝20g，用怀牛膝以引火下行，引药（火）入肾。

这病人原来有很严重的胃糜烂，上次的处方吃了10来天，现在好些了，所以要变了，钩藤是直接平肝，肝气平了，不上扰心神，失眠才会好。这病人是阳虚，但伏热很严重，并且是湿热。所以用二黄以燥湿，去上焦之热。

香果儿——

你这个方里咋不加黄芪呀？大量的？

吴南京——

黄芪升阳太过，病人已经火势上扰心神了，再升阳，对失眠不利。再说他的唾液不多，党参还有很好的生津作用，所以用党参而不用黄芪。

第一次的处方，也不算很寒。党参30g，苍术30g，半夏15g，厚朴15g，吴茱萸5g，用这个组合照顾脾胃，即使用些寒苦药，直折火势，也不会伤脾胃。

香果儿——

我看苍术稍微多了点，对不？

吴南京——

苍术的量要足。胃糜烂，是湿热为患。这热是因湿郁结在内而化的，去湿就是去热。再加上芩连苦燥，也是为了去湿。治疗胃糜烂一定要去湿，但不能用淡渗，应用苦燥。

香果儿——

那您咋不把党参多加点？

吴南京——

参补气生津，但放多了会影响中焦的运化。病人脾胃弱，党参的量大了，会影响中焦脾胃的运化。所以量不能太大，宁可多吃几剂，对慢性病不能急，一急就治出别的毛病来了。药不能太过。

虽说我常常超大剂量用药，但还是要看情况。

因为病人真正的病位在肾。原来的治肝脾，是急则治标，先把标症治了，再来图本。

香果儿——

急则治标，先把病稳住了，最终治本是关键。

吴南京——

本虚，治虚无速效之法，所以针对病机，还是要慢图。慎守病机，就是这个道理啊。中医学常常说到的标本，我的看法，哪个急，哪个就是标。所以治疗上，必要先治急的。

香果儿——

这就是说治标要急，治本要缓。

吴南京——

是的。如果说有些病，是因为本急了，治本也就是治标，治标也就是治本。比如阳虚严重的四逆汤症，急急回阳救逆，就是标本同治。

我是从临床治疗的角度来这样理解标本的。

分析：病人先服"四逆汤" 10 余服，再服"附子理中汤＋龙牡桂枝汤加减"百余服。服药期间，有时喝水都不消化，在胃里摇晃。主要是药太燥，耗伤了胃阴，胃阴不足而不能化饮食（叶天士说胃的通降，主要在于有足够的胃阴，胃阴耗伤则胃不能降）。后来的医生又用干姜、附子、生姜、硫黄、熟地黄、大葱、白术、茯苓等药为治，

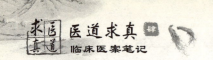

更进一步损伤胃阴。病人吃热药反而大便溏泄，主要是因为大热大燥的药耗伤了阴气，已经耗伤到肾了，肾主前后阴、司二便，加上内热过重，迫大便下行，所以大便反而溏泄。

阴虚则火旺，火旺上扰心神，所以失眠一直不好，火旺则伤气，所以病人近几个月经常见右额出汗，上楼都感觉累，白色稀痰也稍偏多；牙结石，早上不想吃东西，累了连午餐也少吃，没有食欲。这些症状群结合起来看，病人是阴阳俱虚了。

治虚无速法，得有一个过程，但病人的睡眠则是首先必须要解决的问题。黄芩、黄连、蒲公英、党参、炒白芍清热养阴生津；苍术、半夏、厚朴、大黄运脾降气以通胃腑；丹参清心安神，又可行血；柴胡、吴茱萸反佐，以防沉降太过；黄芩、黄连、大黄和半夏、厚朴、吴茱萸的合用，可以达到辛开苦降、调理中焦的目的。对这病人的治疗有几点得注意，虽说阴阳俱虚，但临床所体现出来的标症严重，治疗必要以治标为先。所以用三黄苦寒直折火势，去火就等于存阴；蒲公英对本病很有好处，一是可以解毒以治胃，二是本药甘寒可以清热养阴，加上党参和白芍，这三药的组合，养阴效果还是很确切的。这样辛开苦降和甘润生津两方面结合治疗，胃才能治好。

病人治疗后，热势减，阴气得复，所以睡眠好转。但病人见大腿正前部时有冷感，躺在床上休息时尤为容易发作。大便溏烂色青，这是阳虚的表现，所以治疗得清上、调中、温下，三焦齐治。这样虚浮的火才能得潜，病才能从根本上得到治疗。

这例病人的诊断实在不易，文敏曾问我为什么会诊为胆胃火旺。从病人疲倦、口不干、偶尔苦，大便溏烂，有时喝水都不消化，白色稀痰也稍偏多，经常右额汗出，上楼都感觉累，没有食欲。根据这些症状表现可以定为脾虚不运化的病机。

但病人有牙结石和口苦的症状，这是明显的胆胃有热。牙结石即牙垢，是附着在牙面上的矿化的菌斑和其他沉积物的总称。牙结石的形成与唾液浓度有关，浓度愈大，愈易沉淀。病机真正单纯的虚寒，唾液是清稀而淡的，只有胃热之人，唾液才会变浓而生牙结石。口苦，也是胃胆有热的表现，有一分口苦必有一分热。所以我诊病人是脾寒胃热、脾胃不和的病机。治疗上也就用健脾清胃了。

但病人太虚了，在治疗过程中可能会时不时失眠，正常。

笔记 20：晚期胃癌

2012 年 8 月 2 日，有位晚期胃癌病人的家属找我，说她父亲已 78 岁，不想看到其受手术、化疗治疗所带来的痛苦。还有病人需要经常输血，几天不输血则血红蛋白马上下降，医院方面说是癌患处出血，但又没有柏油样便，也找不到出血的原因，亦无法止血。请我去广福医院诊治。

钱某，男，78 岁，医院治疗方案是手术加化疗，但因为患者的免疫力太低，所以一时没手术，住院期间也只是补能量。大便不畅，先用开塞露，药后会有大便，但后来用开塞露也只是开塞露那点甘油流出，医院又用乳果糖通过鼻饲管给药通便，但已有一周没大便了。纳差，下肢浮肿。舌淡黯，中根苔白厚腻，舌体右侧有一大血疱。脉浮大数而无力，稍按则脉空。家属代诉病情发展经过，近半年来患者见无力，胃部触摸有一硬块，晚上睡下后胃里就转动难受而无法入睡，于是去医院住院治疗，检查为胃癌。

电子胃镜检查所见：胃窦前壁小弯侧及后壁可见巨大不规则隆起溃疡，表面覆污秽苔，活检质脆，易出血，蠕动消失，累及胃角胃体。检查结论：胃癌。

病理诊断：（胃窦）中 - 低分化腺癌。

CT 诊断所见：胃角及部分胃窦壁明显增厚，并可见软组织肿块形成，约 6.0cm×2.7cm，部分胃体小弯侧胃壁增厚，增强后较明显强化。胃旁可见多发肿大淋巴结，横结肠系膜较模糊。肝内可见多发大小不等低密度影，最大 3.0cm×2.5cm，边界清楚，未见明显强化。右肝另见一小结节状高密度影，边界清楚；胆囊不大，壁不厚，内未见高密度灶，胰腺大小形态未见异常，脾不大，质均匀。左肾可见多发小类圆形低密度影，边界清楚，未见强化。肝周下缘可见少量液性密度影。印象：胃癌伴腹腔淋巴结转移；横结肠系膜受侵可能；肝多发囊肿首先考虑；左肾多发小

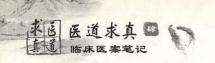

囊肿；腹腔少量积液。

对于癌症病人，最好先别让他本人知道，要不很多人知道自己得了癌症，整天活在恐惧之中，反而速死。于是我哄老人，说他平时吃东西不注意成食积了，因为年纪老了，消化功能差，食积在内，影响消化吸收功能，于是能量来源不足，人就会变得虚弱。老人听了很开心，从此对我的态度非常好。

▶处方：生黄芪 50g，生白术 50g，生大黄 2g，厚朴 15g，枳壳 15g，鸡内金 30g，当归 15g，仙鹤草 50g，黄芩 15g。5 剂。

让患者少量多次服药，一剂药分 10 次服完。

少用大黄在于顺气；用仙鹤草一在于止血，二在于与黄芪配合来固气。

离开医院后，在路上我对程程讲解："检查映像显示胃癌伴腹腔淋巴结转移；横结肠系膜受侵可能。这样本来就不适合手术，更别说现在免疫力这么差，年龄又这么大。我见患者的电子胃镜图像淡暗，结合病人的整体症状来看，这病人的核心病机为脾肾阳虚，虽说脉浮大，但浮大而极弱，是虚阳外越。大便不畅，是因肾虚不司；舌淡苔厚、下肢浮肿是阳虚不能气化。但目前病人又见有热象，用药又不能过温，附子、干姜一类目前不能用，一是要防止出血的发生，二是用药过温对癌也不好。但病人不纳不便，后天之本将绝，再用西药大剂的能量药向体内滴注，反而加重阳虚。此时治疗的根本在于运脾通腑，急救后天。5 剂药服后，如果病人脉能沉下去，说明病情好转。"

2012 年 8 月 7 日，我再到广福医院，见患者的脉已显沉象，舌象不变。胃口稍好转，大便仍不通。

▶处方：生黄芪 80g，生白术 50g，生大黄 5g，厚朴 15g，枳壳 15g，鸡内金 30g，当归 15g，仙鹤草 50g，黄芩 15g，干姜 10g，炮附子 10g。5 剂。

2012 年 8 月 9 日，病人家属来电话，说病人胃口已开，力气好转，大便通畅。

2012 年 8 月 10 日，病人出院。

2012 年 8 月 11 日，病人力气好转，病情也稳定。舌淡黯，苔厚腻，有瘀斑。

左脉弦涩，右脉无力，但右关比原来有力。脉症已合。

> ▶ 处方：生黄芪 100g，生白术 50g，茯苓 50g，生大黄 3g，厚朴 15g，枳壳 15g，鸡内金 30g，当归 15g，蒲公英 30g，黄芩 15g，干姜 15g，炮附子 10g。5 剂。

某天一早，患者家属急急来电话，说她父亲的病情又回到刚住院时的情况了，夜里胃在转动，不知道饿，嘴巴也不想吃，一点胃口也没有，无法入睡。电话里我问患者有没有打喷嚏，家属说不知道。急急到了患者家里，见他靠坐在椅子上，不时嗳气。把脉见脉象稳定，虽说右脉还是弱，但比原来已有好转。舌苔也退去了好些，能隐隐约约看到些舌质，呈青紫色。我问患者白天胃里会不会转动，老人说白天还好，就是夜里才会转动。

白天阳气旺，所以脾能为胃行津液，胃能运，到了晚上阴气重，病人阳气极弱，胃就为之不运。药对症，为何原来有效果而一下子会这样反复，只有两种情况，一是饮食，二是着凉，但不论怎样讲，总是再伤阳气。但饮食方面家属护理得很好，我对患者说，老人家着凉了。叫她在患者药里放午时茶颗粒，每一次喝药都放一小包，一天吃 10 小包。没想到药后不到十分钟，嗳气开始好转，中午时，患者已感觉到饿，能吃少许。家属见父亲好转，又开心地告诉我一个好消息，就是老人胃部的硬块开始变软了。我细摸，真的开始转软。

2012 年 8 月 20 日，家属请我去看下她父亲，说她父亲生气了，情绪不好，身体一下子不舒服起来。

见到老人后得知，患者前几天舌苔退得很清爽，胃口也不错，大便 1 ～ 2 天一次，成形，但偏暗，质黏。因生气后胃口差，人亦觉得没力气。见舌象中根部舌苔又厚腻起来，偏黄，但不是很黄，舌质淡。右脉沉涩，右关已有力，左脉偏弱。我问患者夜尿怎样。女儿代诉，上半夜尿频，但是下半夜很好。一天之中，上午为阳中之阳，午时一阴生，气为之下降，下午为阳中之阴。到了上半夜则是阴中之阴，是一天中阴气最重之时。这时尿频，是气阳两虚不能固摄。子时一阳生，阳气开始旺了，膀胱的气化功能增强，所以尿频的症状又见好转。

针对天时已是处暑季节，而老人本来就是气阳两虚、无力升清的体质，要顺应自然，要补气温阳，让阳气上提。人生一气在于升降出入的平衡，人才能健康，但气机的升降之枢在于脾升胃降。所以治疗的核心还是在于脾胃。但是胃的通降得有脾的正常升清运化，脾如果不能升清，运化不开，则胃亦不能通降，这是一对统一的关系。只是现在病人秋天大气肃降，加上情绪压抑，阳气下陷更严重，脾不能升、不能运，则胃亦不能降。虽说胃中见热，但这是癌毒之邪热。所以治病又要考虑到癌毒，这样才能真正促进胃的通降。

> ▶ 处方：生黄芪 100g，炒白术 30g，厚朴 15g，枳壳 10g，生大黄 3g，茯苓 20g，泽泻 10g，当归 10g，麻黄 3g，黄芩 15g，蒲公英 30g，炮附子 10g，补骨脂 30g。

生黄芪、麻黄、炮附子、补骨脂补气温阳促升发，使气阳上升以解肝郁，同时可以起到防着凉的效果；炒白术、厚朴、枳壳、茯苓、生大黄运脾降胃；针对患者因情绪变化而内湿生，湿邪之标必要去除，否则阳不能升，所以用生黄芪、炒白术、厚朴、枳壳、茯苓、泽泻、麻黄、炮附子、补骨脂温阳理气去湿。温阳、理气可以促进湿邪速去而不伤正，温阳升清加上利湿，让人的气机升降有序以治本；针对癌毒，用黄芩、蒲公英两味清热解毒药以解其毒；病久必瘀，再加当归以散瘀，可以促进补益之力，亦可促进解毒之功；尿频，加用补骨脂以缩尿。阳气要下潜，归于肾位才能发挥正常的气化效果，所以用炮附子、补骨脂温肾阳，加上黄芩、蒲公英、茯苓、大黄、泽泻等药的下行之力可让阳气下潜，潜阳无非就是温阳药加上下行之药。

病人本来气阳两虚无力升清，加上秋天的肃降之气、情绪压抑、受寒，病情不加重才怪。于是我嘱患者女儿在她父亲的药里再加午时茶颗粒，药还是少量多次服用。

为了达到更好的治疗效果，我对患者女儿说："吃东西一定要注意，特别对于中焦脾胃失运的老年癌症患者来说，如果吃不对，一样会让病情变得非常复杂。饮食的原则是易消化、富营养、性平、新鲜。要禁忌的是生、冷、硬等难消化的食物；腌制品、豆腐乳等。"

2012 年 8 月 23 日，我到杭州杨公堤的南京军区陆军疗养院看望两个老人，患者家属来电话说起前日老人门口受风。我回电话叫家属给老人买些"温胃舒颗粒"吃。可是没想到的是家属买来的是"胃舒颗粒"，少了一个温字，差别可大了。温胃舒是温中补气的，而胃舒是理气消胀的。一补一攻，作用相反。于是 8 月 26 日，我急急赶回金华。

见到老人正在睡觉，老人醒后说"这几天一直没法睡，但今天白天很好睡。白天女儿带出去走了走，人觉得没有力气。"我诊脉，见脉象沉弱无力。舌淡黯，根苔厚。胃口尚可，吃了半小碗的蒸鸡蛋。我嘱家属把正南的那个窗户关上，现在是秋天了，老人又是气阳两虚的情况，窗户就一直关着好了。

我问起大便的情况，家属说大便溏，豆腐花一样浮于水面，但大便转黄。这是着凉引起的，药里放午时茶颗粒一起吃就是了。

> ▶ 处方：生黄芪 100g，炒白术 30g，厚朴 15g，枳壳 15g，茯苓 30g，生大黄 10g，干姜 15g，当归 10g，麻黄 3g，吴茱萸 10g，炮附子 15g，蒲公英 30g。

8 月 26 日，程程也刚好来金华办事，我带她一起去看老人家。我说："血遇寒则滞，一天之中，上半夜是阴中之阴，病人气阳两虚，到了阴气最重时，血行不畅，所以见胃部上顶。针对这种情况，治疗一方面得加大温阳的力度，另一方面得加大逐瘀毒的力度。病人现在胃气得保，能吃，二便又通畅，说明了整个脾胃的功能还行，所以逐瘀直接用生大黄。厚朴 15g，枳壳 15g，生大黄 10g，当归 10g，蒲公英 30g 这样的组合，对局部癌症的瘀热毒已有较强的效果了。生大黄轻煎导泻，久煎则是让药性深入血分以逐瘀去热毒。另外配合生黄芪、炒白术、干姜、麻黄、吴茱萸、炮附子补气温阳升清以治本。胃的通降和脾的升清同时解决。胃中生癌，现在病人又见下肢浮肿，痰湿和癌热毒互结更不易治，这时必要去痰湿，让瘀、毒、湿进行分消。"

从病人家出来后，家属送我们到电梯口，聊了几句。家属说能不能在药里放抗癌药。我对家属说："现在的情况，重中之重的是保命为上。你父亲在医院时，脾将绝，现在虽看到一线生机，但就目前的情况来谈治癌，还不太现实。目前中医界通用的抗癌药，无非是白花蛇舌草、藤梨根、石见穿、猫爪草、天龙等，这些药要么大寒败胃，要么大毒损真元。虽说我的处方里没有什么治癌药，但是针对癌热毒，有 10g 的大黄和 30g 的蒲公英，其实已经很强了，再猛用大家通用的这些抗癌药来

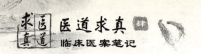

治，脾胃必不保。"

在路上我对程程分析这种病的整个治疗思路。"重症病人，首先保命，命都不保了，还来治疗，一切都是空谈。见病治病，必治不好病。今天的处方，大补、大攻、大寒、大热一齐用，晚上胃应该不会再有顶上来的感觉了。前两天是因为家属买错了药，病人本来体弱，再吃破气药，元气更虚，血更不得运，所以胃气才上逆。清阳不能上升，浊气就不能下降，这是一对统一的关系，针对老人的浮肿，也是因为气阳两虚气化不利所致，这服药下去，脚上的浮肿应该也会退去了。但面对已经扩散了的晚期癌症，身体又极度虚弱，不能手术，化疗也不支持，唯一能做的也只有这样。"

2012 年 8 月 27 日，家属来电话，说老人的胃气已不上逆，可以入睡。

2012 年 8 月 28 日，家属来电话，说老人早上起来吐了，但舌苔退去很多，看起来清爽。脚的浮肿也退去了不少。我嘱家属在药里放一小包午时茶颗粒，再吃一次药。过了 1 小时家属告诉我，老人已睡下。电话里我对家属讲到了病情的转归问题。人和大自然是相顺应的，病人气阳两虚，如果天气过了冬至，天气大寒，这时血行更加不畅，中焦运化更加不利。但这样的天气又有好的一面，就是癌症的发展速度会变慢，所以对于治疗反而是有利的。但次年 5 月，春天阳气上升厉害，郁阻于体内的癌毒就会暴发出来。所以治疗要在这个冬天努力下功夫，如果经过冬天，处于一个癌症相对缓慢发展的时间里进行有效的治疗，次年 5 月能控制得住，还算乐观。如果冬天处理不好，次年 5 月将会麻烦。在治疗过程中，对病情的转归得有一个长远的预见性，见病治病，常常会误事。

后我出差去北京，9 月 1 日病人家属来电话，说药吃完了，我问情况怎样，说一切安好，我叫他仍服上次的处方。没想到 9 月 4 日来电话说父亲病情非常严重，9 月 6 日又来电话，说病情更加严重了，老人已经躺在床上起不来了。9 月 8 日家属又来电话，说尿不出来，全身浮肿。我嘱她赶快送医院治疗。

2012 年 9 月 12 日我回到了金华，家属说我去北京期间，她有一个朋友找些新鲜的铁皮石斛和灵芝。她觉得癌症的人都要吃凉药，于是就炖了些给老人吃，每天用量大概 100g 左右，连吃了几天，药后就出现小便不畅了。

到了医院用了导尿术，本来一次只能导 500ml 的，但家属看到父亲痛苦的样子，一次导了 2000 多毫升,这样一来,老人就倒下了。利尿伤阳,导尿也一样。膀胱尿多,造成很大的腹压,导尿要慢慢来,一次导太多,腹腔的压力迅速下降,弄不好会引起内出血,常常会造成危症。

我说:"你父亲的身体是气阳大亏,无力气化,所以原来会时不时脚面浮肿,石斛是寒凉药,新鲜的水草,更是寒上加寒,吃干的石斛是养阴,而新鲜的则是去火了。气阳两虚的人,吃新鲜的石斛(石水草),阳气马上就消弱,气化不出,自然不尿了。石斛是甘寒养阴的,新鲜石斛则是以清热为主了,本来是要温阳的,你反而清热养阴,是方向性的错误,对你父亲来说就是毒药啊,这是致命的。"

家属带着我到广福医院,我见老人面色淡黯,神疲无力,气喘。舌淡黯,根苔白厚腻。脉沉弱无力,但又稍见弦象。医院大便化验,有隐血(+++),排出大便是棕色。医院方面说只能活 20 来天,家属举家不安。老人自诉 9 月初洗澡后,一次睡觉时被子没盖好,冻得肚皮都冷的。幸运的是这些时间来,老人胃口一直不错。

一个晚期癌症气阳大虚的病人,误用寒凉,再加上睡时着凉,以至于病情马上恶化。

> ▶ 我急用药:生黄芪 100g,炒白术 50g,炒枳壳 20g,干姜 15g,炮附子 15g,茯苓 50g,鸡内金 30g,鸡血藤 30g,仙鹤草 100g,蒲公英 30g。

我对家属说:"这次用到生黄芪和仙鹤草各 100g,就是急固元气啊。"元气溃败之人,不论什么病,必要先保命为上,但针对这病人来说,固元气不能以酸收之药来用,因为病人见内湿严重,山茱萸等药一用,反不利去湿,所以选仙鹤草。仙鹤草有固元气的作用,和黄芪合用,可以起到协同作用。病人因导尿太过,大便见隐血,仙鹤草又有很好的止血作用。

2012 年 9 月 13 日,家属又急急来电话,说父亲在医院里发高热,体温达到 39℃,打退热针也没效果。晚饭后我马上去医院看,见老人在吸氧,面部潮红,气急。老人说胸闷难受。我急把脉,见脉浮数,听其呼吸有痰音。于是我马上手指按摩内关穴,2 分钟后,老人说胸闷好转。我才对家属说,老人这是着凉感冒了,中医称为"伤寒",但这是前几天的事,现在才发出来。老人原来身体虚弱,无力抗寒,所以不见发热,《伤寒论》里讲到的少阴证,就是病人原来气阳两虚,加上严重的着凉，于是见脉细弱等元气溃散之象。现在我用大剂的补气温阳固元气的药给老人吃下去，体内的气阳足了，开始祛邪外出，但是郁在体内的寒邪也因此化热，才会见这样的情况，要吃点"麻杏止咳糖浆"（麻黄、杏仁、甘草、石膏组成）。我买了一瓶，送回到医院，嘱其一次喝 40ml，又按了内关穴。不到 10 分钟，老人出汗了，但不是很多，见老人潮红的脸色退下去，人亦舒服起来。

2012 年 9 月 14 日，我询问老人的情况，家属说体温已退，就是觉得痰很多，我嘱她去买些半夏糖浆。到了傍晚，家属又来电话，说老人的脸又见潮红，我嘱家属买板蓝根颗粒放到药里一起服用潮红就退。后来几天一切安好，浮肿亦渐渐消退。

病人年老，又得癌症晚期，我只能尽力去救治，以提高患者的生活质量，延长生存时间。

笔记 21：脾胃虚寒

20 天前，朋友施建国带来位病人，是某集团公司的老总，男，53 岁，体瘦，神疲无力，头晕，胃痞，不时胃痛，纳差，腹泄，大便色黑绿。严重失眠，病人说吃别直参胃胀难受；吃理中汤、补中益气汤时上火，失眠更严重；吃逍遥丸则更没力气；吃安神药则胃痞加重，吃清心药则胃痛不止。血压：舒张压 60mmHg，收缩压 85mmHg。舌淡红，苔薄。脉细弱无力。在上海、杭州、温州等地久治不愈。经我治疗效果较理想，今天我发到 QQ 群里与几个学生一起讨论。

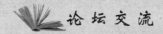 论 坛 交 流

日期：2011 年 10 月 12 日

吴南京——

这个病人看起来很简单，但就是久治不好，你看看你们会怎么治。别谈所谓的经验，从中医的基础理论上来具体分析。想到什么说什么，我们来谈谈看。我们从他的职业，年龄等情况来综合分析。

整天只谈经验是成不了大医的。一定要把核心的体系把握住，这才是学中医药的关键。

陈延玲——

老师，这病是虚实夹杂。

曾云峰——

从病人的整体情况来看，这是脾胃气虚，升降失常，用补中益气汤、理

中汤看似对症，但只考虑其升而对胃降未处理；严重失眠吃理中汤、补中益气汤时上火，是病人相火上炎；吃逍遥丸则更没力气，是下元亏虚，用了风药，动摇了下元的根本；吃清心药则胃痛不止，是胃气虚。

黄芪 50g，党参 20g，苍术 20g，炒白术 15g，陈皮 15g，枳壳 20g，厚朴 20g，桑叶 30g，郁金 20g，菟丝子 30g，山茱萸 30g，炮附子 10g，枸杞 30g，甘草 10g，仙鹤草 50g。

吴南京——

菟丝子、山茱萸、枸杞这样用太腻了。病人本来脾胃的运化就极差，哪能这样用。病人体弱，虽说用黄芪 50g、党参 20g，但加用陈皮 15g、枳壳 20g、厚朴 20g 三味理气药，疏利太过。

曾云峰——

改为巴戟 30g，补骨脂 20g，补下元怎样？

陈延玲——

首乌藤 60g，预知子 12g，合欢花 15g，丹参 20g，栀子 10g，连翘 10g，白术 40g，党参 5g，黄芪 5g，茯苓 6g。

吴南京——

临床治病，不能看到失眠只会用首乌藤、合欢花。病人气虚严重，党参、黄芪各 5g，量太少了。病人脾胃虚寒严重，吃了清心药就胃痛，还用栀子 10g，连翘 10g，丹参 20g？

陈延玲——

我怕太腻病人吃了胃更难受。所以白术量加大了。

吴南京——

病人本来就拉肚子，你这样加大白术的用量，脾来为胃行津液了，肚子会拉得更凶，更没力气了。

黄芪 30g，党参 30g，苍术 20g，炙甘草 20g，陈皮 10g，半夏 15g，厚朴 10g，干姜 20g，钩藤（后下）20g，炒白芍 15g，当归 10g，吴茱萸 10g。我用这个处方，病人吃一剂药就不拉肚子，安然入睡了。

你们再来分析下我这处方的思路。

陈延玲——

黄芪、当归补气养血，加党参进一步助黄芪补气固中焦。苍术燥湿化痰，运脾散精，不使精微丢失，使其化为精血。

曾云峰——

神疲无力、纳差、腹泄，故用黄芪、党参、苍术、干姜、炙甘草健脾补气温中；胃痞、不时胃痛，故用陈皮、半夏、厚朴、吴茱萸；吃理中汤、补中益气汤时上火，是病人相火上炎，故用钩藤、白芍、当归。

病人肝郁脾虚，为何吃逍遥丸则更没力气？

陈延玲——

是啊。

吴南京——

逍遥丸的成分：柴胡、当归、白芍、白术、茯苓、薄荷、生姜、炙甘草。可以看出，没有补气药啊。病人气虚明显，不补气怎么能行呢。逍遥丸中用了柴胡、薄荷、生姜三味风药。气虚的人，再吃风药，使气更易耗伤了。

曾云峰——

所以我就没去想这一点，还以为吃逍遥丸则更没力气是因为下元亏虚。

吴南京——

脾不运，主要是肝不能疏泄了，用吴茱萸温肝。但李东垣说到了元气和阴火的关系，元气虚则阴火重，所以要去阴火。李东垣是用黄芩一类的苦燥药来清。病人肝郁明显，再用苦燥药是不行的，所以直接用钩藤来平肝。肝得平，火势不上扰心神，所以人也就睡眠好起来。

治疗脾胃病，一定要注意肝的问题。肝是疏通一身气机的总枢，动力来源于肾，肾阴养肝体，肾阳促升发。

病人是集团公司的老总，事情必然很多，操心而致的情绪压抑，肝气郁结则脾必不能运化。脾虚无力升清则下泄无力，郁久又化热，肝火上扰心神而失眠。治疗以黄芪、党参、苍术、炙甘草、陈皮、半夏、厚朴、干姜健脾补气温中为核心。再加钩藤、炒白芍、当归、吴茱萸来调肝。脾虚而泄，重用炙甘草以敛药在中焦。加用当归在于润肝和血，所以当归用量不大。脾胃虚寒，所以针对这种失眠不能用清心药，因为其主要原因是肝郁所致的暗耗心血，肝郁化火，但该病人的火不严重，所以治疗时用钩藤来平肝就行了，肝气得平，相火得潜，则自能安眠。

曾云峰——

老师说的到位，谢谢老师今晚教会我们对肝郁脾虚的另一种理解。

有几个同行针对这病例提了几个问题，我作了如下解说。

XI 心想事成——

大便色黑绿，这点如何解释？是否有出血的可能？

飘飘——

处方辨证思维精当！《伤寒论》《脾胃论》气息浓厚。感觉黑便的问题还没有顾及到。

吴南京——

出血的黑便是很典型的柏油样便，这人的病只是颜色偏黑绿而已。不是出血。并且在上海大医院里检查过，也没有发现出血。从中医的角度上来说，这是阳虚肝郁。病人现在大便色黄，只是偏软，前几天回上海，着凉后大便又变黑，我叫病人在药里再加两小包"午时茶颗粒"（祛风和胃），大便又转黄。因为病人长期身体不好，体质较弱，现在还在治疗，血压也上升，基本正常。

四君医生——

观君之方，甘温补气，辛燥健脾，降胃平肝。然总归属辛燥之方，佐制之力是否再加强些，像乌梅、黄连之属。

吴南京——

黄连也是苦燥之品，虽说有"厚肠胃"的效果，但总是苦燥，加上病人脾胃虚寒重，黄连苦寒直折，本人认为不太适合。病人肝郁，肝气强，乌梅为至酸之味，用之肝气必为之太过。所以只用白芍。方中有党参30g以补气生津，加上甘草20g，白芍15g，这三味药的组合，对该病人来说，在阴的方面也够了。

笔记 22：急性肠炎

20 年前做了大手术的父亲，已 70 多岁了，过端午节下大雨，吃了几个粽子，加上连续几天下雨，又拉肚子。2011 年 6 月 8 日我去义乌有事，母亲怕我担心，开车不安全，未告诉我，直接带父亲去看西医。诊断为急性肠炎，静脉滴注氧氟沙星，再加退热的栓剂肛门给药。但没想到病情变得更加严重，母亲不得已打我电话。说父亲的体温高达 39.8℃，下痢无度，腹痛则泻，非常怕冷。晚上 9 点来钟了，我又回金华抓中药。

学生陈法总当时在边上，我说起父亲的症状，他说"这是明显的葛根芩连汤症。"其实不然。

对葛根芩连汤这一处方，《伤寒论》原文为："太阳病，桂枝证，医反下之，利遂不止，脉促者，表未解也，喘而汗出者，葛根黄芩黄连汤主之。"指的是体虚伤寒的桂枝汤证误下而成。寒邪闭表，体内的热气不能外散，于是生内热；寒为阴邪，最易伤人阳气，阳气一损，则气化不利而内湿生。由于寒由外来，治疗本应从外而去。但误用下法来治，则使外邪不解而内闭下陷，以至于体内的湿热下注而成热利证，形成了外邪未解、内热又生的病机。

葛根黄芩黄连汤由葛根、黄芩、黄连、甘草组成。葛根解表以散外来之邪；黄芩、黄连清热燥湿而治热利；误下伤脾胃，所以加甘草奠中焦。本方四味药，只有甘草一味是平性，其余全是寒凉之性，从《伤寒论》条文中"喘而汗出"四字可以看出，是里热气逆所致。本方所针对的病机是寒邪已经化热了，所以解外邪也用辛凉的葛根，而不用辛温药来解。

电话中，我问父亲所拉的大便臭不臭，父亲说不怎么臭，就是人很怕冷，并且冷得发抖，35℃的气温，穿 3 件衣服还是冷得发抖。

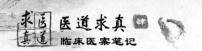

> ▶处方：党参30g，苍术30g，生甘草30g，枳壳20g，厚朴20g，白芷15g，紫苏叶30g，炒白芍30g，当归5g，麻黄10g，黄芩30g，生姜50g。1剂。

我一到家时，见父亲躺在靠椅上，身穿3件衣服，怕冷，发抖，一点精神也没有。舌边偏红。脉滑数，两关偏虚。把药煎好，配合黄连上清片[成分：黄芩、黄连、黄柏、大黄、连翘、薄荷、旋覆花、荆芥穗、栀子、防风、石膏、桔梗、蔓荆子（炒）、白芷、甘草、川芎、菊花]10片，一起吃。

2011年的上半年金华很干旱，端午节时，连下大雨，空气一下子湿度大增。湿为阴邪，最易困脾，性重而趋下。脾阳受损，清阳不能上升而下利；下雨必降温，高年之人，在这样湿热的天气中，衣着及起居上稍不注意就会着凉。寒也为阴邪，两阴相合，趋下之性更速，所以腹泻严重。寒邪闭表，郁热不散，所以见高热怕冷的太阳病症。治疗的重点在于散外寒。西医用抗生素及非甾体抗炎药来退热消炎，则寒上加寒，所以病情反变严重。

> ▶处方：党参30g，苍术30g，生甘草30g，枳壳20g，厚朴20g，白芷15g，紫苏叶30g，补中化湿，使脾气旺而清阳得升；白芷15g，紫苏叶30g，麻黄10g，生姜50g，解表散寒。

这种外邪所致的下利，治疗用散外邪以治痢的方法，喻嘉言称此为"逆流挽舟法"；因见痛泻（腹痛的原因主要是因为寒邪外束，郁热不能外散，从而影响体内的气机），所以用炒白芍30g，生甘草30g，以缓急止痛（同时针对泻下伤阴，可以起到救阴的效果），枳壳20g，厚朴20g，利气行水。

6月9日，父亲腹泻次数已少去，还见脉数舌红。又抓了一剂药。

> ▶处方：党参30g，苍术30g，生甘草30g，炒白芍30g，葛根30g，紫苏叶30g，炒白芍30g，当归5g，黄芩50g。

傍晚母亲来电话，说父亲的腹泻止，但体温只有36.2℃。唉，体温太低了。我急叫母亲取补中益气丸（浓缩丸）20粒给父亲服下，晚上我回家时，父亲体温已经正常，就是神疲无力，没有什么精神。晚上还煎药以调理体质。

▶ 处方：黄芪 30g，党参 30g，苍术 30g，生甘草 30g，乌梅 30g，芡实 30g，干姜 20g，紫苏叶 30g，炮附子 10g，当归 10g，黄芩 15g。10 剂。

6 月 10 日晚上回家，见父亲精神已明显好转。

中医治疗急症要想有效，一在于诊断正确和治疗正确；二在于药量，用量不拘大小，以治病为本。半月前陈法总感冒患急性咽炎，他自己用药一剂，就病瘥大半，再一剂而愈。陈法总得出一点："治急症，下药得果断"，他说以前知道怎样治，但不敢下重剂来治，所以常常达不到理想的效果。今年来金华，各大医院常常会有些疑难重症请我去会诊，我都把陈法总和文敏带在边上。他见我常常大剂量用药治疗而效果显著，于是这种恐惧心理也就渐渐消失了。

笔记 23：上吐下泻

邱某，女，18 岁，金华人。2009 年 3 月 5 日诊，见其身体浮胖，面部几个黄豆大的痤疮。其母代诉。3 年前因父母离婚，患者情绪压抑，后在学校受同学惊吓而致精神分裂。在金华精神卫生医院几次住院治疗，因西药的不良反应太大而求治中医。中医治疗 3 个月后，上吐下泻，月经已数月未行。纳差，食后 10 分钟腹痛则呕吐，吐后就要大便，大便水样中又有几块硬屎，自觉身体很热，冬天只着一衬衫过冬，有时还觉得热。我看前医所用之药大多寒凉。诊其舌淡胖多津，脉浮数，重按则无。诊为虚阳外越。

拟：健脾温肾

> ▶ 处方：党参 30g，生白术 30g，茯苓 30g，生甘草 20g，炙甘草 20g，干姜 30g，炮附子 30g，黄连 15g，黄芩 15g，生姜 50g，半夏 30g。3 剂。

二诊：面部痤疮好转，衣服多穿一件夹克。呕吐已止，大便稍能成形，但便前还是腹痛。舌象如前，脉稍沉。

> ▶ 处方：党参 30g，生白术 30g，茯苓 30g，炙甘草 20g，干姜 30g，炮附子 30g，黄连 15g，黄芩 15g，生姜 50g，半夏 30g，防风 5g，木香 15g，白芍 30g。3 剂。

三诊：患者觉得身体好转，去学校上学 2 天。呕吐如前，起立时头晕严重。舌脉如前。

▶处方：党参100g，生白术30g，茯苓30g，炙甘草20g，干姜30g，炮附子30g，黄连15g，黄芩15g，生姜50g，半夏30g，防风5g，木香15g，白芍30g。3剂。

四诊：患者服药后病情稳定，体力好转，情绪也开朗得多，吐泻止，舌稍转红，脉细弱。再以上方思路加减用药，调理2个月余才基本痊愈。

按：本患病情很重，阳气大虚，虚阳外越。3月初，天气多雨很冷，常人穿小棉袄，她着单衣，中医讲身体热而欲近火，是热在皮肤，寒在骨髓。本病人身热但不欲近火，所以这不是真寒假热证。因病人面部痤疮，并有脓，又有精神方面的疾病，所以大家都用寒凉药，从火论治，其实患者久吐伤气，久泄则阴阳俱伤。从患者的舌脉及病史上来看，其面部脓疮是因虚火上浮；精神分裂也是因为虚火上浮上扰心神；肺主皮毛，身体觉得热，也是虚阳外越，所以表现出来面部火热炽热。病人久吐伤胃，脾胃虚则生化无力，身体则虚上更虚。我观《伤寒论》的几个泻心汤，虽说是用来治疗心下痞，但主要讲的是伤寒误下所致的中焦（下焦）虚寒而上焦热的病证，该病人久泄，也是下多了，所以采用半夏泻心汤和附子泻心汤化裁。用芩、连清上；附子温下；参、术、苓、姜、半夏、木香调中；因病人久泻伤阴，故加一味白芍以收阴。辛开苦降、寒热并用来治，方药对症，所以取效极速。

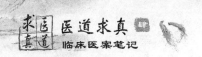

 ## 笔记24：伤寒误治，长期腹泻

毕某，男，26岁，河南开封人。前些时间曾在QQ给我留言，叫我开方治疗，我做不到网络治疗，于病人找了我空间里的一个处方自行去药店抓药，吃了几天效果不错，于2012年8月8日到浙江找我治疗。病人自诉2011年农历二月因受寒而胸口心窝处疼痛，当时也没怎么治疗。到2011年7月腹泻了40余日，从此以后就不时鼻塞，长期腹泻，走上了四处求医之路，但病情越治越重。

刻诊，病人咽中有痰阻，痰稍黄，以水样为主。脉沉细弱无力，稍有些浊涩感。舌淡苔滑。

> ▶处方：生黄芪50g，苍术30g，陈皮20g，姜半夏15g，干姜20g，炒山药30g，补骨脂20g，炮附子20g，仙鹤草30g，麻黄5g，当归10g，黄芩15g。

生黄芪、苍术、陈皮、姜半夏、干姜运脾温中化痰湿；生黄芪、炒山药、干姜、补骨脂、炮附子，这是变通四逆汤，甘草太腻，不利于湿重的病人，先贤说中满不用甘，该病人痰湿的标症重，所以去甘草之甘腻，而用黄芪和山药之甘来代甘草，山药、补骨脂合用还能固肾气。固肾气的药很多，但考虑病人痰湿重，所以菟丝子、山茱萸等药目前来说不太适合；立秋已过，大气开始下降，病人又是久病气阳下陷之人，所以酌加麻黄，配合黄芪、干姜、炮附子、补骨脂等补气温阳药，通过麻黄的上扬之性，可以振奋阳气。鼻为肺之门户，肺主气，肺气足则鼻之门户利，酌用麻黄宣肺以开肺窍；因病人久泻，加用仙鹤草涩以固肠。仙鹤草一药，金华民间称为"脱力王"，平时煎服有固元气的效果，所以本人用于久泻、漏症等病，效果理想；血为阴物，不能自运，需有气阳的推动和温煦，病人气阳两虚，血必为之不运，所以酌加当归以和血，但不能用量太大，当归量大反而会滑肠而致泻。病人痰稍见黄，加黄芩以清之，用黄芩之目的有三：一是苦燥，与苍术、陈皮、半夏合用能增加去湿之效果；二是性寒能泻，方中用了大量的补气温阳药，又用了麻黄，虽说是寒痰，但已开始见热象，所以有必要加黄芩以清之；三是黄芩的苦寒之性可以制约补气升阳药和风药的升提，虽说补气温阳加风药升提，但不会太过。

治腹泻，前人有提出"利小便以实大便"，这是针对湿重，正气充足之人。本病先是受寒，后是久泻，阳气已是大亏，再用利水药去湿（利水必伤阳），只会徒伤阳气。除非病人的湿邪已经非常重了，才用渗利药，比如气阳两虚的水气凌心，开始治疗时必须用大量的利水药来救心，但在用大剂利水药时，也必须加用温阳药，以防阳脱。

本案病人，地处江北开封，农历二月天气大寒。严重受寒而伤心阳，初见心窝痛。初见心窝痛时，用大剂生姜（50～100g）加些红糖煎煮吃就好的，本人幼时在山村里，也常见村中人天寒野外作业而受寒心窝痛的，都是一碗姜汤而愈。如果可以温酒，受寒心窝痛时，一杯白酒也常常能治好。

病人因受寒，伤了阳气，到了农历七月，已是立秋之时，天气下降，于是元气下陷而腹泻。这时只要用"附子理中汤"酌加些风药为治亦能速愈，但泻了40余日后，已是重症了。一年的误治，以至于病越治越重。

病人2012年9月8日手机短信，告诉我腹泻已好。就是人平时恶寒，不时鼻塞，舌根苔白厚，我嘱病人原方加茯苓30g。病人阳气弱，时处秋天，大气肃降，下焦之湿不去，则阳不能下潜，所以加用茯苓。病人肾虚，用利湿药要注意有无明显的湿，如果湿象明显，必用利水药，邪去正才能安。

2012年9月18日，病人手机短信"加黄芩后吃了10天药，舌的前半部不红了，舌根苔厚白腻，但比以前薄，吐水痰，鼻塞，流涕，五点肚子不舒服上厕所拉稀，但平时不拉，就这一次。人觉得易累，干农活不时会腰酸。"我叫病人把加茯苓的处方，黄芩去掉。病人此时上浮之虚火已退，再用黄芩则清泄太过，反而伤阳。

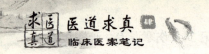

笔记 25：慢性肝炎合并早期肝硬化

男，43 岁，温州人，某公司业务经理。2001 年 4 月求治。自诉 6 年前因陪客户喝酒过多，患急性肝炎，在温州某医院住院治疗 1 个多月后基本治愈出院。但出院后身体无力，神疲气短，恶油腻，纳差。几年来多方医治，身体则日见虚弱，恶风怕冷，夜尿频繁，大便溏稀，一日数行。1999 年 10 月份去杭州某大医院治疗，查为肝纤维化，诊为慢性肝炎合并早期肝硬化。住院 40 多天，未见明显效果，出院。我见他几年来所用的中药，先前是以田基黄、虎杖、垂盆草等苦寒药为主，查出有早期肝硬化后，则以三棱、莪术、青皮等破气破血药加苦寒解毒利湿药为治。舌淡多津，脉沉细弱无力。

拟：补气温阳，散结解毒

> ▶ 处方：生黄芪 100g，炒白术 30g，茯苓 30g，鸡内金 30g，淫羊藿 30g，巴戟天 30g，鹿角片 20g，枸杞子 30g，益母草 30g，泽兰叶 15g，香附 15g，丹参 30g，皂角刺 30g，虎杖 20g。30 剂。

次月杭州见到患者，见其精神明显好转，自诉夜尿已无，大便转硬。诊舌淡红多津，脉弦缓。

> ▶ 处方：生黄芪 100g，炒白术 30g，茯苓 30g，鸡内金 30g，淫羊藿 30g，巴戟天 30g，鹿角片 20g，枸杞子 30g，益母草 30g，泽兰叶 15g，香附 15g，丹参 30g，皂角刺 30g，虎杖 20g，炙鳖甲 30g。30 剂。

2001 年 10 月，嘱其以杭州所开之方再服 2 个月。

2002 年 6 月，闻患者去医院检查，肝硬化已消失，肝功能正常。

按：肝炎病毒，以中医来讲是湿热毒邪，初起急性时，以清热解毒，利湿解毒来治，多能取得较好的效果，如果误治则使病情缠绵难愈，成为慢性肝炎。对于慢性肝炎的病机，本人认为主要在于湿，所以治疗的关键也在于祛湿，湿为有形之邪，热毒如果无湿则无所依附，治疗得湿热分消，湿去则热也去。

当然，病情多变，慢性肝炎的急性发作期热毒炽烈，还是得以解决热毒为主，等病情控制，再以治湿为主。湿为阴邪，最易阻遏阳气，阳气郁阻则温更重；血遇寒则滞，遇热则行，阳气被阻则运血无力而成瘀血，进而形成肝纤维化。如果治疗用药过寒，初起则伤脾阳，久则必伤肾阳，越治越差。身体的水湿代谢主要靠肺的宣发，脾的运化，肾阳的气化。一些急性湿病，如风水病，病位浅，可用越婢汤、五苓散加麻黄来治，大多一两天就肿退。而对于久湿之病，必在脾肾中求之。治疗慢性肝炎，很多医生被"炎"字所局限，一路的苦寒药久治，使人的阳气大伤，湿则更不易化。本案病人因久服寒药伤阳，后又多服三棱、莪术等破气破血药，大伤元气，几至不起。久病必瘀，久病必虚，早期肝硬化的病情多是虚瘀互杂。我用大剂生黄芪，主要在于补气以运血，因气为血帅，气足则血行；加上丹参、益母草、香附来理气活血，使气血通畅；久服寒药，病人阳气大虚，用巴戟天、淫羊藿、鹿角片来温肾阳，使肾阳足而气化有力，从而达到化湿的目的；生黄芪、炒白术、茯苓、鸡内金调理脾胃，使脾胃健运，湿邪得以运化；鹿角片、益母草、泽兰叶、丹参、皂角刺、虎杖、炙鳖甲活血散结以化肝纤维，以治病之标；益母草、泽兰叶、皂角刺、虎杖解毒利湿以解热毒；加一味枸杞子在于柔肝养阴，一方面可以制温阳药的燥性，另一方面顺应于肝藏血的这种自然生理特点，和温阳药合用达到"阴中求阳"的目的。先贤岳美中教授谓："治疗慢性病，有方守方"。本案病人的治疗，也终以守方治疗近半年而痊愈，并非偶然。

这些年，本人对肝硬化后期的腹水病人也治过不少，总体效果还好。

10 年前，我阅读已故著名肝病专家关幼波教授的肝病经验集——《关幼波论肝病》，观其治疗慢性肝炎用药思路多从脾胃入手，且多用补药，实不理解。随着自己的临床实践渐多，再不断揣摩，终于明白了关老是吃透了"四季脾旺不受邪"，"有胃气则生，无胃气则死"等治疗精神，扶正才是治疗慢性肝炎的根本所在。

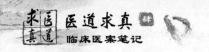

笔记 26：肝硬化腹水大出血

鲍某，浦江人，男，43岁。2007年11月，因肝硬化大出血在金华某医院住院，因出血无法控制延我会诊。我询得是因腹水量多，抽腹水过多所致大出血。人处于半昏迷状态，面色潮红，脉浮数无次，体温39.5℃。见其出血为褐色血块，我诊为脱阳证，治疗从四逆、参附辈入手。

参附注射液200ml，静脉滴注。下午患者体温下降为38.5℃，面部潮红已退，出一次血，血量减少3/4。次日再用同量的参附注射液静脉滴注。

三诊：患者神志清爽，体温下降正常。舌淡胖边多齿痕，脉细弱稍沉。

> ▶处方：人参（另炖）20g，炮附子20g，干姜20g，生白术30g，茯苓30g，生白芍30g，当归10g。2剂。

四诊：患者精神良好，舌脉如前。

> ▶处方：生黄芪100g，生白术30g，茯苓30g，鸡内金30g，益母草30g，皂角刺30g，生白芍20g，炮附子5g，鳖甲30g，香附15g。

据上方思路加减治疗3个月，腹水控制，治疗期间未再出血。治疗11个月时，医院查得肿大的肝已缩小，但还有肝纤维化。

按：肝硬化腹水，由于肝门静脉压力高，到了后期常有出血的情况，如果大出血处理不当可致人死亡。本病人因腹水抽水过多而伤阴，阴气伤则无力制阳使络脉破损而大出血，但出血过多，则使气阳脱亡，"有形之血不能速生，无形之气所当急固"。对这种重症出血，留得一分气，就留得一分命。血为阴，气为阳，阴必须在阳的固摄下才能循经而行，不溢于脉络之外，所以用大剂参附针以固脱。等病情稳定后，考虑到大出血时不仅仅伤气阳，血同时也受损，所以加用鳖甲、生白芍滋养肝之阴血，肝血足则相火得藏，以防止再次出血；肝硬化，肝之局部有纤维化，局部有严重的瘀血，所以加鸡内金、益母草、皂角刺、鳖甲化瘀血解毒以治标；大量生芪补气以运血，同时还可补气以摄血。肝硬化腹水的病机有全身性的虚弱，又有局部的气滞血瘀，攻补两难。因为病情的复杂性，所以治疗上也得多方面照顾，很多医生一见肝硬化就用三棱、青皮、莪术、水蛭等破气破血药猛攻，往往是病没攻下来，身体先攻坏了（不仅仅见于肝硬化一病，只要是体内有硬块的病都是一样）。类似这种情况，治疗上得考虑到气血的关系，"气壮血自行"，治疗上总的来说，还是以补为主，以补为消，以补带消，《景岳全书》里说到积聚之症，体壮之人没有，实为经验之谈。

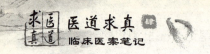

 笔记 27：肝郁夹暑

2011年盛夏，本人事较多，压力也大，某天晚上因一事考虑，第二天早上起来感觉头痛，但不是很严重。中午时分，感觉头两侧太阳穴处胀痛如裂，胃反酸，四肢困乏无力，怕风怕寒，汗出。

牙医小芳说是中暑，我说不是。自行吃了3包小柴胡颗粒，不到10分钟，胃不反酸，头胀痛开始好转。再吃3包小柴胡颗粒，除头还稍微有点痛外，无不适。又买来西瓜一个，一口气吃半个西瓜，一切都瘥。

晚饭时，我问学生文敏，这种情况应该怎样治疗。文敏说"桂枝汤加厚朴、白芍"为治。

我分析：片面从怕风寒和汗出是像桂枝汤证，但同时还有胃反酸、头胀痛等症，所以说不是桂枝汤证，而是气机郁结所致。现在时处夏至刚过，天气炎热，阳气应外浮以顺应天时，因气郁在内，阳气不能外达。阳气郁于内，加上天时的阳气旺，所以内郁之热气上冲于头，所以头胀痛；思则气结，阳气郁于内，胃气不能通降而反酸；脾主升清，清阳走四肢，气郁于内，脾不能升清，清阳不能达于四肢，所以见四肢困乏无力；阳气内郁不能外达，肌肤失于温煦而见怕风寒；阳主固摄，阳气内郁，外阳不足，所以汗出。小柴胡的组方，以人参、半夏、甘草、生姜、大枣和胃气；柴胡疏肝解郁；黄芩清胆。内郁之气疏达，阳气外通，所以诸证除。但药后还有轻微的头痛，所以吃西瓜以清内热。西瓜味甘性凉，有很好的清火利尿作用，被称为天生白虎汤。西瓜一吃，内郁之热随尿而去。

我对文敏说，这种看起来像桂枝汤的病症，其实和《伤寒论》中的"四逆散"证是一样的。四逆散的病机也是气郁于内，阳气不能外达而见四肢逆冷，治疗上内郁一解而诸症均除。

晚饭回来后，我问陈法总应该怎样治，陈法总说："用香砂六君子加菊花、钩藤为治。"陈法总的治疗明显对症多，我对文敏说，陈法总为什么不用桂枝汤来治，主要就是因为头侧两太阳胀痛和胃反酸这两个典型症状。

本人中午的这种情况，粗看起来，有怕风怕寒，还有自汗出，像桂枝汤证。但桂枝汤证的病机是因为阳虚而受风寒，虽然也有头痛，但部位不会是两太阳胀痛，而是在后颈部太阳经所过的部位；更不会见胃反酸这一症状。

说到胃反酸，必有郁热，可以说有一分反酸，必有一分郁热，无热不作酸。有人一见胃酸就用海螵蛸、瓦楞子等药来治，谓为制酸。其实这种治疗方法，是来于西医酸碱反应的用药原理来机械用药。说到胃反酸的原因，无非是胃的通降功能下降，食物淤阻在胃而成，所以治疗的核心，不是用机械的酸碱反应来中和胃酸，而是应该把胃的通降功能解决掉。本人以前对于反酸的治疗，也曾用过海螵蛸、瓦楞子等药。但病人服药后只会见胃脘胀满和嗳气，解决不了根本问题，反而增加了病人的痛苦。后来还是在基础理论上找答案，直接从"六腑以通为降"上做文章。如肝气郁结所致的脾胃不运化，则疏肝通降；过饱所至的不通降则以健运脾胃稍加大黄为治；风寒所致肺气不利、三焦气机不畅的胃不通降，则宣肃肺气，麻黄汤一汗而解。总的一句话，就是六腑以通为用。所以，只要六腑的通降正常，人体自然健康无恙。

临床治疗过程中，常常会见很多疑似病，粗粗看起来，像这病，又像那病，很难把握核心病机。但如仔细鉴别，诊断不难，本人上文讲到的四诊合参，就是把症状群中和舌象、脉象等相吻合。在核心病机以外，还有一个重要的参考依据，就是抓典型症状。这样一来，对于一些疑似病的鉴别诊断自不难实现。所以在诊断时，心要细，不能被书本上的某个条文和某个处方所局限。

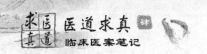

 ## 笔记 28：血郁症

丁某，女，38 岁，金华兰溪人。2009 年 4 月 8 日来九德堂治疗，自诉 5 年前一次和丈夫口角后患头痛，后来只要一生气就头胀痛难受，再后来全身皮肤天天发热，白天两太阳穴都胀痛，晚上则后脑痛，不能仰卧睡觉，所以长期失眠。中医以丹栀逍遥丸思路治疗没有确切效果，长期吃止痛药，近 2 年来，食后不时呕吐，纳差，大便一周一次。月经衍期，20 日一行，色暗，血块量多，经前小腹刺痛。末次月经 2009 年 3 月 25 日。舌红，苔稍腻，脉沉数弦。本人诊为血郁症。

拟：健脾，清肝，活血

> ▶处方：党参 15g，生白术 30g，茯苓 30g，枳壳 15g，枸杞子 30g，生白芍 20g，当归 15g，郁金 15g，牡丹皮 15g，栀子 10g，香附 15g，川楝子 15g，益母草 30g，丹参 30g，钩藤（后下）20g，葛根 30g，泽泻 15g，怀牛膝 30g。5 剂。

4 月 12 日二诊：患者说头已不痛，胃口好转，大便通畅，能安然入睡。舌红苔薄，脉弦缓。

> ▶处方：党参 20g，生白术 30g，茯苓 30g，枳壳 15g，枸杞子 30g，生白芍 20g，当归 15g，郁金 15g，牡丹皮 15g，栀子 10g，香附 15g，川楝子 15g，益母草 30g，柴胡 3g，丹参 30g，钩藤（后下）20g，葛根 30g，怀牛膝 30g，巴戟天 10g。5 剂。

4 月 17 日三诊：患者身体无不适，舌红苔薄，脉弦缓稍数。

> ▶ 处方：党参 30g，生白术 30g，茯苓 30g，枳壳 15g，枸杞子 30g，生白芍 20g，当归 15g，郁金 15g，牡丹皮 15g，栀子 10g，香附 15g，川楝子 15g，益母草 30g，丹参 30g，钩藤（后下）20g，葛根 30g，泽泻 15g，怀牛膝 30g，延胡索 20g。5 剂。

患者服药第 2 剂时月经至，已不痛经，月经已无血块。再以上思路增减用药，调治 20 余日，前天她一亲戚来金华看病时，说头痛已瘥，月经周期已正常。

按：患者发病史有明显的情绪因素，前医用丹栀逍遥丸治，如果早期也应对症，但要考虑到肝郁化火久了，肝的疏泄不利会影响气血的通畅，造成机体的气滞血瘀。身体皮肤发热，两太阳穴胀痛，月经血块量多，这些症状都说明了这时的病情已不是肝郁化火这一层次，而是肝不疏泄，导致气滞血瘀而发热了。治疗的重点不在于清肝，而是在于解血郁。党参、生白术、茯苓、枳壳调理脾胃；枸杞子、生白芍、当归养肝血，肝主疏泄，主藏血，这是一对矛盾，只有肝藏血的足够才有正常的疏泄，所以治疗肝气郁结要疏肝理气时，必在大量补肝血药的基础上来疏；栀子、香附、川楝子清肝解郁；益母草、郁金、牡丹皮、丹参、怀牛膝、葛根活血以解血郁；泽泻泻相火；钩藤（后下）平肝。中焦补则气血生化有源，肝血足则疏泄有力，加上大路的解郁活血药使瘀滞之气血得以疏通，诸症自除。朱丹溪治疗杂病以气血痰郁立论，他创的"越鞠丸"以五味药治六郁，其中以川芎治血郁。我师其意，不用其药，治疗血郁效果显著，丹溪一代宗师，实有过人之处。

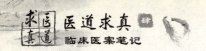

笔记 29：火郁症

唐某，男，45 岁，湖南怀化人。5 年前来金华后手脚心烦热，难以入睡，一直失眠，求治中医，用六味地黄丸，知柏地黄丸等治疗，一直未愈。2009 年 6 月份到金华九德堂名医馆求治于我，诊得舌红，中苔厚腻，尖边偏红，脉沉细弦数。

拟：健脾化湿，清血透热

▶ 处方：党参 15g，白术 15g，茯苓 30g，厚朴 15g，半夏 15g，藿香 15g，牡丹皮 15g，川楝子 15g，柴胡 3g，栀子 10g，连翘 10g，泽泻 15g，白芍 30g，女贞子 30g，枸杞子 30g，当归 15g。5 剂。

二诊：手脚心热大减，能安然入睡，舌红苔薄，脉弦细稍数。

▶ 处方：党参 15g，白术 15g，茯苓 30g，厚朴 10g，半夏 10g，牡丹皮 10g，川楝子 10g，柴胡 3g，栀子 10g，连翘 10g，泽泻 15g，白芍 30g，女贞子 30g，枸杞子 30g，当归 15g。5 剂。

三诊：手脚心热已除，属其按二诊方，再吃 10 剂以巩固。

按：本患者所表现的只是一个看起来很简单的五心烦热，中医教科书上多讲阴虚发热，治疗通常也是补阴。但从临床治疗来讲，有效者，有不效者。病人舌中苔厚腻，尖边偏红，说明患者的内郁之火和湿已合在一起，脉象见沉细弦数，更进一步证明了郁火内伏较深。如果还从六味、知柏去治，只会助湿，湿重则火更不能外透。再有知柏地黄丸中的黄柏味至苦，苦寒直折，可泄实火，但过服必助心火，使火势更旺。我学李东垣治湿从上、中、下三焦来分消。湿为病邪，火也是病邪，当也可以上下分消内郁之火。党参、白术、茯苓、厚朴、半夏、藿香健中除湿，使火邪无可依附；牡丹皮、栀子清血中伏火，使火消于内；川楝子、泽泻使火消于下；柴胡使火消越于上；连翘使火透于表；白芍、女贞子、枸杞子、当归养阴血，阴血足则火得藏。

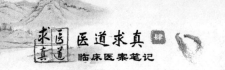

笔记 30：慢性肾炎

2012 年 7 月中旬，朋友的同事潘某来金华找我治疗，说是患慢性肾炎多年，在杭州久治不效，包括李学铭前辈也曾治疗过半年。

潘某，男，34 岁。面暗，腰酸，神疲无力，尿中泡沫多，色黄。大便溏。舌绛红无苔，有红瘀点，又见舌面两条痰线。左脉弦数有力，右脉偏弱。医院检查血压、尿素和肌苷都偏高。我问患者疾病检查出来前是不是患过严重的咽喉炎。患者肯定地说患过，他问我为什么会这样的问，我说："我所治过的慢性肾炎，85% 都有过严重的上呼吸道感染史。因误治，使病情一步步的加深加重，最后发展到肾炎。"

> ▶处方：生黄芪 100g，炮附子 10g，麻黄 10g，菟丝子 30g，覆盆子 30g，炒山药 30g，芡实 30g，泽泻 20g，土茯苓 30g，益母草 50g，连翘 15g。15 剂。

对潘某的病情我作了些分析："疾病发生多年，一直没治好，应该是治疗失误。该病诊断的难点在于舌红无苔、脉数而有力。很多人会从养阴入手来治，这应该是误治的原因所在。但仔细看起来，虽说舌红无苔，但又见两条明显的痰线，这说明了内湿严重，所以脉数就不仅仅是热，还有湿的成分在了。血水同源，湿重则血容量增加，心脏的运血频率也要相应增加，这和水气凌心的情况是一样的，不能见脉数就定为火热。长期的治疗不好，加上内湿重，肾气必定亏虚，从病人的便溏、无力、面暗等症状群来表现，都可以说是因肾气亏虚，无力气化才导致了湿重。湿为阴邪，性趋于下，肾气亏虚，无力升清，邪不能外出，于是湿邪下陷，日久化热化毒，这才是肾火的根本。治疗得两面夹击，一方面是补气固肾以升清，另一方面是去下焦的湿热瘀毒。生黄芪、炮附子、麻黄、菟丝子、覆盆子、炒山药、芡实补气固肾升清阳；泽泻、土茯苓、益母草、连翘去下焦湿热瘀毒。治湿必要升清，清阳不升，湿必不除。这样治疗，应该能有效。方中麻黄必用，一是和补气温阳药合用以达升清阳的效果；二是加于大队的固肾补气药中使气机开合有度，以防感冒；三是透邪外出。其实我这是从温病和伤寒的外感论治。"

2012 年 8 月 4 日二诊，见面色好转，力气增加，肾功能检查肌苷已正常，尿中泡沫减少，尿色转清，腰不酸。舌红（已不见绛）苔薄。脉沉涩弦数，右关偏弱。患者说："本来脸色已经很好看了，只是因为前些时着凉感冒了，于是大量运动，想通过运动出汗来自己治疗，累过了，脸色又难看起来。"

> ▶ 处方：生黄芪 100g，苍术 30g，陈皮 20g，麻黄 10g，菟丝子 30g，覆盆子 30g，炒山药 30g，芡实 30g，泽泻 15g，土茯苓 50g，益母草 50g，连翘 15g。15 剂。

2012 年 8 月 23 日，我去杭州，病人晚上来宾馆三诊。精神很好，面色红润，腰不酸，便溏。舌红苔薄，边有齿痕。左脉沉涩浊，已不见数，右脉偏弱。

潘某很开心地说"我的舌头这些年来一直无苔很红，经过这段时间的治疗，舌上有一层薄薄的苔了，舌也不会像原来那样红了"。我又开处方如下。

> ▶ 处方：生黄芪 100g，苍术 30g，陈皮 20g，麻黄 10g，菟丝子 30g，覆盆子 30g，炒山药 30g，芡实 30g，炮附子 10g，土茯苓 50g，益母草 50g，连翘 15g。15 剂。

处方开好后，我对潘某说："现在是秋天了，大气下降，你本来就是气阳两虚无力气化，原来见脉数有力，这是病脉，现在脉见弱，这是脉证已合。所以去泽泻的利下，再加附子的温化，以对抗秋天的肃降之气。虽说方中一味药之差，但泽泻是苦寒利尿，而附子是辛热回阳。对于整个处方的作用就完全相反了。"

我请潘某拿出以前杭州治疗过的处方给我看，以供学习，他只带了几张来，说家里还有好些。我整理了 3 位医生的处方。

2006 年 7 月 25 日，浙江大学医学院附属第一医院处方（处方号：0009639）：黄芪 30g，丹参 30g，川牛膝 12g，鹿衔草 20g，三棱 6g，金樱子 15g，当归 12g，北沙参 20g，石韦 15g，六月雪 20g，土茯苓 20g，积雪草 20g。

2006 年 11 月 2 日，杭州市中医院门诊处方（处方号：0000714）：生黄芪 30g，党参 12g，生地黄 30g，何首乌 30g，枸杞子 12g，佛手 12g，茯苓 12g，薏苡仁 30g，焦六曲 12g，白术 10g，桑寄生 12g。

2007 年 3 月 2 日，农工党浙江省委杭州中医门诊部处方，这是李学铭前辈开的：一支黄花 30g，大蓟小蓟各 12g，白茅根 12g，蝉蜕 12g，车前草 12g，浮萍 12g，鬼见羽 20g，山茱萸 12g，山药 30g，生地黄 15g，益智仁 12g，石见穿 30g。

从上三方来看，本人认为浙一医的清泻太过；杭州市中医院的过于滋腻；李学铭先生的处方看来要合理点，针对上呼吸道做了些文章。但针对病人久病肾虚，固肾方面力道稍显不足。

2011 年本人在杭州参与治疗一晚期癌症肝转移的病人，就和李学铭先生进行了些探讨。对于湿热毒的治疗，李老重气化，我很认可他的观点。而我的妇科老师重病标，也有可取之处。但我觉得要有机地统一起来，这样对于湿热毒的问题才能更好地解决。

清代徐灵胎说伤风不醒成劳，清代吴澄的《不居集》更是对外损病进行了很详尽的论述。慢性肾炎不是说天生就患肾炎，更多的是外感之初的误治而渐成本病。在抗生素乱用的医疗大环境下，伤寒误治直伤阳气，气化不足而内湿生，时间一长，病入下焦，化热毒而成本病；而温病过治亦损本元，过用寒凉冰伏邪毒，邪毒内伏不能外透，元气亏伤更无力托毒外出。

2012 年 9 月 8 日，潘某发来短信，告诉我人精神很好，大便已经成形。我嘱他按 8 月 23 日处方再吃 20 天。

潘某的病从中医来说是温邪深入血分，时间长了，体质虚弱无力托邪外出，治疗得补内为主，加上麻黄宣肺散邪，邪有出路，病才能好。如果只补内反而易化热加重病情，如果说通过利尿药来治，反而让阳气下陷，邪不得外出。要去湿毒，必要升清阳，不用麻黄也要用其他的风药，对于所有风药来说，麻黄的作用最强。所以麻黄一加，去湿毒的作用反而加强，湿毒一去，血容量下降，郁在体内的热亦随之而去，血压自然就下降了。

笔记 31：尿崩症

吴某，女，40 岁。病人自诉 2010 年 1 月得病，开始只是月经量减少，月经后期，2010 年 6 月行经后，到 11 月初月经才至。这一年时间来，金华所有的大小医院中西医全部治过。浙江大学医学院附属二院也治过，杭州一些名中医也治过，一直不见好转。后来辗转到我处来治。

影像诊断：垂体柄增粗（5 ～ 6mm）。彩色超声检查报告：胆囊多发结石；宫腔内节育器位置下移。2010 年 11 月 23 日检查血糖 13.12，诊断为垂体性尿崩症。医院给以醋酸去氨加压素片治疗。

2010 年 11 月 29 日，初诊。时见口干渴，尿 30 分钟一次。舌淡黯，苔滑腻，脉沉细数无力。当时病人面色暗黄无华，嘴唇黯淡，上面还有厚厚的干裂皮，说话声音低沉无力。

> ▶处方：生石膏 50g，知母 20g，生甘草 15g，干姜 20g，炮附子 15g，生黄芪 50g，炒白术 20g，陈皮 15g，半夏 15g，仙鹤草 50g，乌梅 15g。1 剂。

2010 年 11 月 30 日。口渴大见好转，排尿时间稍延长，45 分钟尿一次，12 小时尿量 4500ml，舌苔厚腻（看不到舌质），脉如前。

> ▶处方：生石膏 50g，知母 20g，炙甘草 15g，干姜 20g，炮附子 20g，生黄芪 50g，炒白术 15g，苍术 30g，厚朴 15g，陈皮 15g，藿香 30g，紫苏叶 30g，菟丝子 50g，乌梅 15g。1 剂。

2010 年 12 月 01 日电询，病人诉口渴已除，排尿时间是 1 小时一次。

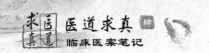
> ▶ 处方：生石膏 30g，知母 15g，炙甘草 10g，干姜 20g，炮附子 15g，生黄芪 50g，炒白术 15g，炒苍术 30g，藿香 30g，佩兰 30g，厚朴 15g，丹参 30g，菟丝子 50g，覆盆子 30g，乌梅 20g。4 剂。嘱其再以原方加仙鹤草 100g。

2010 年 12 月 4 日，患者自诉前两天因下雨，感觉体重困乏无力，昨日天气转晴，困乏感已除。排尿时间是 1 小时一次。24 小时尿量 9000ml，问其服药情况，说一剂药煎水一热水瓶。舌淡胖，苔白腻（已能看到舌质），舌边有齿痕。脉沉细涩，沉取稍数。

> ▶ 处方：生黄芪 50g，炒苍术 30g，茯苓 30g，炙甘草 20g，陈皮 15g，厚朴 15g，干姜 20g，炮附子 20g，菟丝子 30g，覆盆子 30g，乌梅 30g，山茱萸 30g，五味子 20g，天花粉 30g，益母草 30g。5 剂。

2010 年 12 月 10 日患者精神好转，口已不干渴，24 小时尿量 5000ml，因冬天天气很冷，手部冻疮，四肢也冰冷。舌淡胖，边有齿痕，苔薄白稍腻，多津。脉沉细弱而无力。

> ▶ 处方：生黄芪 100g，炒苍术 30g，茯苓 30g，炙甘草 20g，陈皮 15g，厚朴 20g，干姜 30g，炮附子 50g，菟丝子 80g，覆盆子 30g，乌梅 30g，山茱萸 50g，五味子 20g，天花粉 30g，益母草 30g。10 剂。

2010 年 12 月 25 日，患者面色红润起来，精神气色也不错。24 小时尿量 2000ml，手部冻疮已瘥。舌转红，但还是偏淡，苔薄白，脉象有力起来。但有点涩感。医院血糖检查是 8.9。

> ▶ 处方：生黄芪 100g，炒苍术 30g，茯苓 30g，炙甘草 20g，陈皮 15g，厚朴 20g，干姜 30g，炮附子 50g，菟丝子 80g，覆盆子 30g，乌梅 30g，山茱萸 50g，五味子 20g，天花粉 30g，益母草 30g，鸡血藤 50g。10 剂。

2011 年 1 月 2 日来电话，说月经来了，还能不能吃药，我说："别停，如果有血块的话，把血块排了对身体才好。"

2011 年 1 月 17 日,患者身体感觉没有什么不适。舌淡红,苔薄,但舌体还是偏胖。脉沉细,重取无力,左关尺偏虚。

> ▶处方：生黄芪 100g，炒苍术 30g，茯苓 30g，炙甘草 20g，陈皮 15g，厚朴 20g，干姜 30g，炮附子 30g，菟丝子 80g，覆盆子 30g，乌梅 30g，山茱萸 50g，五味子 20g，天花粉 30g，益母草 30g，鸡血藤 50g，柴胡 3g，升麻 3g。10 剂。

2011 年 1 月 29 日,患者来市区做血糖检查,结果是 7.5。因为快过年了,患者说过年期间不想吃药,我说过年后可以通过膏方慢调来治疗。

分析：本病是临床很少见的一个病例。从中医的消渴病来说,上渴和下消同见,只是人未见消瘦而已。但我觉得中医的治疗不应太过注重病名,而应从病理实质着手去分析病情和治疗。病人自诉 2010 年 1 月得病,开始月经量减少,月经后期(2010年 6 月行月经后, 到 11 月初月经才至),其实从这一点来说,就可以知道病人的病位在肾无疑。"肾主生殖",女性的内生殖发生了病变,就应从肾论治。加上西医诊断为垂体性尿崩症。脑为髓海,亦为肾精所主,肾精足了,脑髓才能满,才能维持正常的生理功能,人体的很多功能才能正常。"肾和膀胱互为表里",膀胱的气化功能得有足够的肾气为基础物质,肾气亏虚则膀胱气化不利,膀胱主一身之表,气化不利则水气不能外散而郁在内；肾气亏虚则膀胱不能摄藏尿液而见多尿。口干渴,加上舌淡黯,苔滑腻,可知是肾气亏虚无力蒸腾,津液不能上承而致口渴,并非阴虚；脉沉细数无力,可知是下元亏虚。

人是一个抱阴负阳的整体,阴阳两气要相对平衡人才能健康。患者虽说以下元亏虚见症为主,但有大渴的症状,可以知道是下元亏虚,阳气浮越于上的病机表现,这时的治疗得清上温下,同时斡旋中焦的气机枢纽,让上、中、下三焦贯通,三焦气机通利,则上浮之火可以下潜,而下焦之阴气可以上承,使人恢复到一个"抱阴负阳"的生理基础上来。用白虎汤清上,四逆汤温下,加上生黄芪、炒白术、陈皮、半夏等药来斡旋中焦之气机枢纽；仙鹤草、乌梅以固精气。二诊因为天气下雨的原因,针对湿冷的天气,酌加些紫苏叶等芳香化湿药以去标。随着病情的好转,上浮之火已退去,治疗的重心转向中下两焦以固养根本。

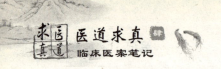

笔记 32：尿毒症的中医治疗

2010 年 12 月 4 日（星期六），浙江电视台"小强热线"栏目一条求医新闻讲到一位小姑娘（陈燕子）得了尿毒症，久治不效，现在通过每 3 天一次血透来维持生命。她的妈妈得了大肠癌，父亲是农民，在电视的下方还留下了一个手机号。

因为我对肾功能不全这类病治得较多，所以我当时就打了个电话，通过患者的父亲了解到患者的病情。患者在 2008 年 4 月时有一次全身浮肿，后来过几天好了，也没有当一回事。过了几个月，有一次患者说胸闷想呕吐，吃了药好点。再过半个多月，患者排尿困难，膀胱胀得难受，于是去东阳市人民医院检查，得知是肾功能不全，住院治疗。效果不是很明显，接下来就走上了到处求医之路。

患者的妈妈患大肠癌，住院治疗过，加上女儿的病，对于一个农民家庭来说，真是一穷二白。我与横店集团医院的程院长商量，由集团医院出钱，我出力，为患者治疗。

2010 年 12 月 8 日，我与横店集团医院重症监护室的黄主任一起去患者家里了解情况。因为患者父亲对女儿的病已经绝望，把以前的病历以及检查报告等资料全都烧掉，只留下一张血常规的单子，显示血红蛋白极低（这是肾性贫血）。并说每天的尿量只有 30ml，每 3 天去东阳市人民医院进行一次血液透析来维持生命。

时见患者面色黎黑，肌肤甲错，人很瘦，舌淡，苔白厚腻。摸不到脉。问其年龄是 21 岁，已无月经。我对患者说用中医治疗，患者和她父亲都摇头表示不能接受，患者说以前一吃中药就要吐，胸口更闷，气更喘。但西医只有通过血液透析来维持生命，又不现实，也是绝路一条。做了很多思想工作，病人终于同意接受治疗。

2010 年 12 月 9 日，病人到横店集团医院进行全身检查，抽血做肾功能检查，血色暗。肾功能检查示：尿素氮 800 以上，肌酐 1000 以上。尿液呈米汤色，尿蛋白（+++）。

> ▶ 处方：生黄芪 150g，炒白术 30g，苍术 30g，茯苓 100g，炙甘草 15g，干姜 20g，厚朴 20g，附子 20g，益母草 50g，桂枝 15g，炒白芍 15g，泽泻 30g。7 剂。

2010 年 12 月 17 日二诊。患者着凉感冒，病情无大进展做了 2 次血液透析。只说感觉精神好转点儿。舌脉如一诊。

> ▶ 处方：生黄芪 150g，炒白术 30g，苍术 30g，茯苓 100g，炙甘草 15g，干姜 20g，厚朴 20g，附子 20g，益母草 80g，桂枝 15g，炒白芍 15g，泽泻 30g，枳壳 20g，大黄 10g，鸡血藤 50g，老生姜 50g。7 剂。

2010 年 12 月 23 日三诊。患者感冒还没好，又血液透析 2 次，但气喘胸闷比上次更严重。舌象如前，脉沉取稍能触摸。

> ▶ 处方：生黄芪 150g，炒白术 30g，苍术 30g，茯苓 50g，土茯苓 50g，炙甘草 20g，干姜 30g，厚朴 20g，附子 50g，益母草 80g，桂枝 15g，炒白芍 15g，泽泻 30g，枳壳 30g，大黄 15g，炙麻黄 10g。7 剂。

2010 年 12 月 30 日四诊。患者面色好转，舌苔稍退，脉沉细弱，尿量每天达到 50ml。

> ▶ 处方：生黄芪 120g，炒白术 30g，苍术 30g，茯苓 50g，炙甘草 20g，干姜 20g，厚朴 20g，附子 30g，益母草 50g，泽泻 30g，枳壳 30g，大黄 10g，菟丝子 50g，覆盆子 30g，皂角刺 15g，藿香 30g，郁金 15g，石菖蒲 15g，柴胡 5g，升麻 5g。7 剂。

2011 年 1 月 6 日五诊。患者精神好转，1 月 4 日行血液透析，尿量每天达到

100ml，舌象如前诊，脉沉细弦涩，患者因吃了点年糕，胃脘部痞胀，因前一天晚上不小心着凉，又有轻微感冒。

> ▶处方：生黄芪 150g，炒白术 30g，苍术 30g，茯苓 50g，炙甘草 30g，干姜 30g，厚朴 20g，附子 30g，益母草 50g，泽泻 30g，猪苓 30g，枳壳 30g，大黄 10g，菟丝子 50g，覆盆子 30g，皂角刺 15g，藿香 30g，紫苏叶 30g，怀牛膝 30g。7剂。

2011 年 1 月 13 日六诊。患者精神较好，1 月 11 日行血液透析。尿量和前诊差不多，舌脉如前。

> ▶处方：生黄芪 120g，炒白术 30g，苍术 30g，茯苓 200g，炙甘草 30g，干姜 30g，附子 50g，益母草 80g，泽泻 50g，厚朴 30g，枳壳 30g，大黄 20g，菟丝子 50g，覆盆子 30g，芡实 30g，怀牛膝 30g。7剂。

2011 年 1 月 20 日七诊。患者精神较好，自诉 1 月 15 日来了一点点月经，18 日血液透析。尿量每天达到 180ml。舌脉如前。

> ▶处方：生黄芪 120g，苍术 50g，茯苓 200g，炙甘草 30g，干姜 30g，附子 50g，益母草 80g，泽泻 50g，厚朴 30g，枳壳 20g，大黄 20g，菟丝子 50g，覆盆子 30g，山茱萸 30g，怀牛膝 30g，桂枝 15g，炒白芍 15g，藿香 30g。7剂。

2011 年 1 月 27 日八诊。患者脉象有力，舌苔的前半部稍有减轻。最近 10 来天，都是雨雪天气，最高气温两三度，又湿又冷，对治疗非常不利。

> ▶处方：生黄芪 120g，党参 30g，生白术 30g，苍术 30g，厚朴 30g，枳壳 20g，生大黄 15g，柴胡 5g，升麻 5g，益母草 80g，菟丝子 50g，覆盆子 30g，茯苓 200g，泽泻 50g，炮附子 50g，干姜 30g，桂枝 15g，炒白芍 15g，怀牛膝 30g。14剂。

大寒季节已过，内在的阳气动起来，所以原方加了柴胡和升麻两味风药。这有两方面的作用，一是为了更好地升发阳气，以顺应于自然；二是升清可以更好降浊，有利于去湿浊。

2011 年 7 月 21 日，病人还在治疗，但尿量很难增加，虽说症状改善了很多，但是整体病情还是没有得到很好的控制。该患者一天的尿量是 300ml，还得通过血液透析进行治疗。70% 肾功能消失的情况下，通过中医的治疗要让病人的肾功能完全恢复也不太现实。

分析：中医无尿毒症的说法，针对尿毒症的病情来说，应属中医的关格。关，就是下面关住不出；格，就是上面格拒不入还要往外吐。"肾司前后阴"，病情到了这种程度是非常危重的了，是久病及肾、肾气大耗的结果。患者舌淡、苔白厚腻，初诊时脉摸不到，这是很明显的元气亏虚、无力运水所致，但又以阳虚为主。肾主水，肾气大虚则无力气化，湿阻于内。水湿内阻，充斥于三焦，郁而化毒，所以尿毒症的病人有毒的一方面，又因为这种毒是郁阻日久而形成的，所以又有伏热的成分，治疗时还得考虑到伏热；水湿充斥三焦，影响气机的下降，上侵于肺则见咳喘胸闷，水气凌心而见心悸怔忡；气机不降则呕逆。所以对于这种重症，治疗的核心关键在于通利三焦，祛湿解毒以治标；然尿不能外排，主要在于肺不能治节，脾不能运化，肾气不足，不能蒸腾而气化不利。但人之一身阳气的根本在于肾，所以治疗又以肾为侧重点。

生黄芪、炒白术、苍术、茯苓、炙甘草、干姜、厚朴健脾温中以促运化；黄芪一药，为补气之最长，重用黄芪，以补一身之元气；肺主气，又主治节，但肺的治节要有力，主要在于要有足够的肺气，肺气虚则无力治节，也就谈不上什么疏通水道了，故用大剂补气药为核心；干姜、附子、甘草为四逆汤，回阳救逆而助气化，气化足才能排尿；水湿阻滞日久，一方面会郁而化热毒，另一方面会影响血的运行，所以用益母草利水、解毒、活血以清解之；重用茯苓 100g，配合泽泻以逐湿邪。因为患者身体大虚，逐邪得有讲究，芫花等逐水药慎用，因为利得太过，会造成虚证更虚之不良反应，茯苓虽说是通利之药，但药性平和，生长在土中，所以得土气最厚，不仅可通利，更有"厚土制水"的作用。桂枝配合茯苓、苍术、白术、泽泻，取五苓之意达温阳利水之功，配合益母草以助活血通络；阳虚极之人不能纯用温阳药，会产生格拒，反而治不了病，所以《伤寒论》中用到了猪胆汁和附子的合用，

121

用阴药把阳药引到阴分。方中的白芍和益母草为阴药，也是取阴药和大量阳药合用，以达到引阳入阴的效果，是反佐的作用。

尿毒症进行血液透析，去邪同时也在伤正，因为血液透析会让人身体的营养物质丢失。病人严重到以每3天一次血液透析来维持生命的程度，治疗时必须考虑到血液透析所带来的副面影响。本人治疗肝硬化腹水较多，严重的肝硬化腹水，在治疗时，刚开始也是以中药和抽水方式同时进行，腹水慢慢地消，逐步延长抽水的时间，最后达到不要抽水，肝腹水抽水后，也是一样在去邪后而伤人之元气，本人都以大剂量黄芪为根本以护正气，效果还可以。

患者病重，元气大亏的情况下，治疗在攻邪时必要考虑到正气的核心作用，所以本案一诊时，以固元为基础。因为一切治疗（不论是中医还是西医）都以人体自身的免疫力为根本。时值冬天天气严寒，患者元气亏虚，着了风寒，治疗也只是在原思路上酌加些祛风解表药，根本的治疗方向不能变。从中医治疗的角度来说，病无非虚实，治疗无非攻补，但攻补之机，应时时从临床上去把握，不能一攻到底，也不能一补到底。临床治疗过程中时常会出现新问题，比如外感、食积、地理变化、天气变化、情绪波动等，在基础治疗方向不变的前提下，处方也应随之变化。

几诊下来，患者的脉象出来了，尿量慢慢地增多了，这说明人的正气在逐步地提升，所以在处方中又加入了大黄等药来加大逐毒攻邪的作用，茯苓、泽泻等通利药也逐步增加，以加强治疗效果。

病人经过半年多的治疗，生活质量提高不少，精神状态也表现得不错，但这病要得到一个怎样有效的控制，实在不太现实。能做的也只有让病人带病延年而已。

从临床上来看，肾功能不全的病人阳虚为多，但本人也治过好几例因利尿太过而出现严重阴虚的水肿病人。刘渡舟前辈研究《伤寒论》很有心得，他说到"苓桂剂"以温阳利水，也有"苓芍剂"的育阴利水，否则治疗上很多问题处理不了，可见刘老亦是在临床上见到过很多阴虚水阻的病人。李可先生常常超大剂量用温阳药，并且他也说到"从没见过一个阴虚证的"，此话是过偏了，阴虚证在临床上也常见，只是总体的比例没有阳虚证多，这是事实。李可的用药，多是以大剂的山茱萸固阴和附子扶阳并用，从理论上说是体现了阴阳互根的原理，但是他对脾胃之根本问题似乎注意不足。

122

笔记 33：肺源性心脏病合并肾功能不全

何某，82 岁，患肺源性心脏病（肺心病）30 多年，天气一变化就咳嗽、哮喘、心悸，晚上不能入睡，一躺下就气喘不能呼吸。来诊时是 9 月中旬，天气变化很大，因其长年生病，身体也很虚弱。得了风寒，咳嗽时痰中有血，血色鲜红，气喘不能卧，神疲无力，稍动则气喘汗出，患者自诉在家里楼梯爬到二楼也要休息 2 次。舌淡黯，苔滑腻偏黄，舌头一伸出有水滴出。右脉沉细弦涩，左脉虚弱无力，整体脉象偏数。肾功能检查示尿素氮和肌苷都高出很多。尿常规检查尿蛋白（++），红细胞（++）。体温 38.5℃。

诊：风寒化热，水气凌心。

治：清肺化痰，健脾利水。

> ▶ 处方：生石膏 50g，麻黄 10g，杏仁 15g，桔梗 15g，党参 30g，苍术 20g，茯苓 100g，生甘草 15g，陈皮 15g，干姜 10g，半夏 20g，鱼腥草 30g。1 剂。

病人上午煎吃 1 次，2 个小时后气喘开始好转。下午原药再煎吃 1 次，晚上不咳喘，能躺下安睡。

二诊：病人说其痰中已无血，体温 36.5℃。舌淡黯，苔稍退，但还是滑腻，但滴出之水已无，苔色转白。脉沉细弦，重取无力，左脉偏虚。

> ▶ 处方：生石膏 30g，麻黄 5g，杏仁 15g，桔梗 10g，党参 30g，苍术 20g，茯苓 50g，生甘草 15g，干姜 20g，陈皮 15g，半夏 20g，鱼腥草 30g。2 剂。

三诊：病人自述能爬到三楼才会气喘。已不咳嗽，体温正常。舌淡黯，苔白稍腻。脉沉细弦，重取无力，左脉偏虚。

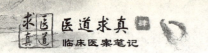

▶处方：麻黄 5g，杏仁 10g，黄芪 30g，党参 30g，苍术 20g，茯苓 30g，生甘草 15g，干姜 20g，陈皮 15g，半夏 15g，当归 15g，鸡血藤 30g，鱼腥草 30g。2 剂。

四诊：病人身体感觉良好。多活动后还是气喘。舌淡黯，脉沉细弦，但已不像原来那样弦劲，是弦而缓，重取无力，左脉偏虚。

▶处方：黄芪 50g，党参 30g，苍术 30g，茯苓 30g，生甘草 15g，干姜 20g，陈皮 15g，半夏 15g，当归 15g，鸡血藤 30g，麻黄 5g，杏仁 10g，五味子 30g，鱼腥草 30g。5 剂。

五诊：病人无不适。舌脉如前。

▶处方：黄芪 50g，苍术 30g，茯苓 30g，生甘草 15g，干姜 20g，陈皮 15g，半夏 15g，鸡血藤 50g，炙麻黄 5g，杏仁 10g，五味子 30g，菟丝子 30g，覆盆子 30g，炮附子 15g，山茱萸 30g，益母草 30g。10 剂。

六诊：病人无不适，舌稍转红，左脉稍有力。

▶处方：黄芪 50g，苍术 30g，茯苓 30g，生甘草 15g，干姜 20g，陈皮 15g，半夏 15g，鸡血藤 50g，炙麻黄 3g，杏仁 5g，五味子 30g，菟丝子 30g，覆盆子 30g，炮附子 15g，山茱萸 30g，皂刺 10g，石菖蒲 10g，益母草 30g。20 剂。

七诊：病人尿常规示蛋白（+），隐血已消失，肾功能检查示尿素氮和肌苷已接近正常。以六诊原方再服 1 个月。

分析：本病治疗实在棘手，但遵从中医"急则治标"的治疗原则，虽说还有很多其他的病，但风寒化热和水气凌心的病机必须首先解决。病人久病，身体素虚，加上天气的变化，势必使痼疾发作。着凉，从中医上来说，就是伤寒，只是因为病人的体质强弱和所伤寒邪的轻重而形成病情的轻重。本例原有痼疾，"久病必虚"，体虚不能固外，所以天气一变人就易生病，气温下降，体表的毛孔收缩，体内阳气弱，膀胱气化不利，所以水液代谢不利，阻于肺引动痼疾而咳喘，上凌于心而心悸不得眠。体内的热气不能外散，郁而化热，这就是伤寒为什么会发热的原因。治疗先把心肺问题解决，这是关键中的关键，痼疾不是一日而成，治疗也不是一时而就，急者先治。

该患者高龄，身体又有痼疾，天气的变化让病情一时严重起来，治疗的关键在于心肺功能的恢复，外有寒闭于表，内有水气凌心，并且水气同阻于肺。于是重用茯苓 100g 以利水强心，生石膏、麻黄、杏仁、生甘草为《伤寒论》中著名的"麻杏石甘汤"，可以说是一个针对风寒化热的专方，因病人痰中带血，说明热重，所以重用生石膏以去热；加桔梗泄肺祛痰，与生甘草合用，有很好的祛痰效果；党参、苍术、陈皮、干姜、甘草、茯苓、半夏健脾化湿，以绝痰之源，同时健脾补气以扶正气，达到去邪而不伤正；风寒化热，再加上痰湿闭阻在内，极易化毒，所以再加用鱼腥草，一可清肺解毒；二则气香味辛甘，气香可以和脾气，辛甘味，虽说解毒，但不会有苦寒类解毒药对脾胃的副作用；三是本药有很好的排痰效果。方中用药，虽温寒并用，攻补兼施，但总的目标就是清肺排痰，利水强心。达到治人、治病的目的。

二诊：病人痰中已无血，体温正常，急病已去。但舌淡黯，苔稍退，但仍滑腻，脉沉细弦而无力。病机转变，治疗也当有所转变，因郁热已去，所以生石膏的用量要减少，因为生石膏太寒，以免伤正，但病人还有气喘，生石膏是金石之品，质重下沉，可以宁肺，所以还是得用。但病人的舌脉显示体内痰湿仍较重，所以加重干姜用量以制生石膏之寒性，以利于化痰。

三诊：病人气喘明显好转，已不咳嗽，说明标病已去，治疗当以治本为主。所以去生石膏之寒以免伤脾阳而不利化痰，因为本病痰瘀互结，是一个很关键的问题，不解决，本病必治不好。所以必得以运脾化痰、利肺通络为治。

治至六诊时，病人肺部咳喘之标症已经全消。"久病必虚""久病及肾"，何况是一位 80 多岁的高年之人，肾气必是虚的。肺主气，但气之根在肾，气之统在脾。还有本病人肾功能也不好，这也是必须考虑的问题，所以治疗要从脾肾中求之。然本病的顽痰瘀阻已成痼疾，治疗实非一日可成，治疗也得有一个较长的时间过程。

　　对于这种本来有痼疾，又得新感的病人，必先治新感，这是一个治疗原则，不能错。痼疾虽为主要方面，但病情稳定，外感会速化，从而引动痼疾而致于死命，风寒化热又水气凌心，必要先保住肺心的功能，救命为第一要务。标急控制住了，再根据病机的转变，不断调整治疗方法，像剥洋葱一样，一层层的剥。直到痼疾病机稳定时，再针对主要矛盾进行一个较长时间的治疗。

笔记 34：糖尿病并发肾衰竭

叶某，男，73 岁，衢州龙游人，患糖尿病 20 余年，5 年前查出肾功能不全，出现尿蛋白 +，西医治疗半年后，得不到控制，尿蛋白（+++），红细胞 65，葡萄糖 6.7，去杭州某名中医处治疗 3 个月，未见理想的效果，2009 年 4 月经人介绍到九德堂问诊于我。诊得舌淡苔薄，脉虚大，有前列腺炎，排尿不畅，夜尿频。

拟：补气、活血、解毒

> ▶ 处方：生黄芪 150g，生白术 30g，防风 10g，益母草 30g，山茱萸 30g，生山药 100g，丹参 30g，仙鹤草 100g。30 剂。

二诊：患者脉弦缓稍沉，夜尿好转，排尿顺畅，守原方再进 30 剂。

三诊：尿蛋白（+），红细胞 13，葡萄糖 6.5。舌淡红，苔薄，脉弦缓。

> ▶ 处方：生黄芪 150g，生白术 30g，防风 10g，益母草 30g，山茱萸 30g，生山药 100g，丹参 30g，仙鹤草 100g，百合 30g。30 剂。

四诊：尿常规示尿蛋白、红细胞已转阴。

> ▶ 处方：生黄芪 150g，生白术 30g，防风 10g，益母草 30g，山茱萸 30g，生山药 50g，丹参 30g，仙鹤草 50g，百合 30g，枸杞子 30g。30 剂。

2010 年 5 月，又检查出尿蛋白（+++），经 2 个月治疗，又恢复正常。

直到 2011 年底，我还去治疗过这病人。这两年来，针对病人标急时治以泄浊解毒活血为主，辅以补气温阳；平时以补气温阳为主，辅以泄浊解毒活血，总体效

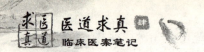

果还可以，病情也一直很稳定，生活质量也很好。但我能做的只能让病情稳定，使老人安度晚年。中医对于疾病的治疗是有很多优势，但也并非说能包治百病。

　　按：尿蛋白的控制一直是让医者很头痛的事，蛋白是人体必需的精微物质。糖尿病患者到后期，有相当一部分人会出现肾功能的损害，病人到这种程度，已不能单纯以"消渴"两个字来概括说明了，必须纠正肾功能，才能使病情从根本上得以逆转。本人从临床看，尿蛋白是因为人体的正气大虚，对精微物质的固摄无力，所以治疗上必大补元气以固摄之。生黄芪、生白术、防风为玉屏风，无风不起浪，无浪则水不浊，所以在固精气时当固表祛风以使水平静，再有这类患者的身体很虚弱，所以独重用黄芪来补来固，这才是治本；久病必瘀，瘀久必郁热生毒，益母草可解毒利湿活血，是一味不可多得的具有多方面作用的中药，所以加益母草、丹参；山茱萸、生山药、仙鹤草固摄精微。

　　病非一日而成，治疗也非一日可除，必得有一个较长的过程。治疗本病，我观《岳美中医论集》，见他治疗时有守一方治疗一年而痊愈的案例，这实为经验之谈，值得学习和效法。值得注意的是，方是死的，病情、天气、饮食等都会有变化，所以虽说守方，但还是要根据具体的情况来做适当的调整。

笔记 35：危重狼疮性肾炎

施某，女，43 岁，金华人。2008 年患狼疮性肾炎，经本人花近一年半时间的治疗，病情得到很好的控制。2010 年 4 月，检查的各项指标都很正常，病人开心。但也就因此放松下来，不想再吃中药。

2010 年 11 月，我叫病人吃膏方，以预防性治疗，但病人没听。2011 年 3 月，突然来电话，说自己小便不通，肚子胀满，胸闷气喘。让我给她开方，我让病人马上去医院进行治疗。后来病人去了金华某大医院住院治疗，因没有得到有效的控制，于是转院到上海复旦大学附属中山医院进行治疗。

2011 年 5 月 10 日，患者由上海中山医院出院，回到金华后又进文荣医院住院治疗，但病情没有控制住，万分危急。

2011 年 5 月 23 日，患者哥哥带她来找我治疗，我见到上海中山医院的出院报告。

入院诊断：狼疮性肾炎，系统性红斑狼疮，高血压。

出院诊断：狼疮性肾炎，系统性红斑狼疮，高血压病 3 级，极高危组。

病人的面色黑暗，神疲无力，全身浮肿，讲话声音也很小。腹水、胸腔积液很严重，小便排不出来，靠血液透析来维持生命。自觉口干渴，舌黯红，苔薄。脉细弱无力而稍数。当时我的两个学生陈法总、文敏以及我朋友施建国也在旁边，见此病人都摇头。

病人腹水、胸腔积液很严重，全身浮肿，小便排不出来，这是水湿内阻；面色黑暗、神疲无力，讲话的声音也很小，脉细弱无力，这是元气大虚；口干渴是下元亏虚无力升津所致。脉稍数，是体内水湿重，血容量增加，心脏就要加速运血，所以见脉数，中医称这种情况为水气凌心。当然，虽说病人气阳大亏，但还是会有热象，因为水湿内阻日久会化热。

> ▶ 处方：生黄芪 100g，苍术 30g，茯苓 100g，陈皮 20g，怀牛膝 30g，菟丝子 50g，山茱萸 50g，覆盆子 30g，益母草 50g，鸡血藤 30g，泽泻 30g，白僵蚕 20g，炮附子 20g。10 剂。

病人如此病重，身体又极虚。治疗必须大补和大泄相结合来治。重用黄芪来补气固脱以救三焦元气，加上菟丝子、山茱萸、覆盆子、炮附子等药组合来治，实有很强的固脱效果；另以茯苓、泽泻、怀牛膝来泻浊，浊毒去，正气才能得复。考虑此病长久，必有血络的瘀阻不畅，再加益母草、鸡血藤、白僵蚕三药来调血通络，血行则水行，通络可以促进泻浊。这三味通络调血药和黄芪、菟丝子、山茱萸、覆盆子、炮附子合用又能达到补而不滞。

2011 年 5 月 27 日，我到文荣医院看患者，见患者气色好转，但水肿未退，尿量一天 500ml 左右。所幸患者说服中药后，大便量增加，先硬后软。脉还是沉细弱，但不数了。舌见淡胖多津。

2011 年 5 月 29 日，因为医院方面也无力控制病情，患者出院。

2011 年 5 月 30 日中午，患者的爱人带其来找我。当天金华的最高气温是 33℃，见患者全身浮肿，但穿 3 件衣服，说是感觉很冷。舌淡胖，脉沉细弱，稍弦涩。

2011 年 6 月 5 日，病人的病情没有很大的进展，到傍晚以后，会觉得胃胀，想呕吐，但体力觉得比以前稍好。舌淡苔薄，脉沉细弱。尿量一天 300ml，所幸大便一天有两三次。

> ▶ 处方：生黄芪 100g，苍术 30g，土茯苓 100g，陈皮 20g，当归 20g，菟丝子 50g，山茱萸 50g，干姜 30g，鸡血藤 30g，白僵蚕 20g，炮附子 30g。10 剂。

2011 年 6 月 18 日，患者拿医院的 CT 报告单来找我，自诉每天尿量 500ml。大便一天 2 次。舌淡多津。脉细弱，稍滑数。

2011 年 6 月 21 日，患者来改方，舌脉如前，病情已稳定，自诉不口渴，只是到傍晚时两脚浮肿。每天尿量 650ml。尿蛋白（+++），隐血（+），肌酐 375。还在进行血液透析，每 3 天 1 次。

> ▶处方：生黄芪 100g，干姜 30g，炮附子 50g，茯苓 50g，泽泻 50g，怀牛
> 膝 30g，菟丝子 50g，山茱萸 50g，益母草 50g，鸡血藤 50g，白僵蚕 20g。10 剂。

2011 年 6 月 23 日，患者来电话说每天尿量达到 750ml。

2011 年 6 月 25 日，患者要进行血液透析，早上一早来电话，说昨天的尿量达到 850ml。到了医院，称体重，说比上次血液透析时要轻了很多，医院方面说再过些时间，观察一下，可以不要血液透析了。我考虑到天气炎热，阳气外浮厉害，加上患者气阳两虚很明显，我叫病人买补中益气丸和中药配合起来一起吃，以稍稍升提，以顺应天时。

2011 年 7 月 3 日，患者来电话说近几天血压较高，到傍晚时分有呕吐的感觉，但今天去检查了下肾功能，肌酐有所下降。

2011 年 7 月 7 日，患者的尿量达到 1000ml，医院检查，胸水和腹水大部分消除。下肢浮肿消除。大便一天 1 次，偏硬，排便不畅，神疲无力，气短。舌淡胖，苔稍滑。脉沉细弱，稍涩。但午时过后腹胀，不时想吐。收缩压 160 ~ 180mmHg，舒张压 90 ~ 105mmHg。

> ▶处方：生黄芪 100g，生白术 50g，枳壳 20g，厚朴 20g，茯苓 100g，
> 干姜 20g，半夏 20g，吴茱萸 5g，菟丝子 50g，山茱萸 50g，炮附子 20g，怀
> 牛膝 30g，泽泻 30g，益母草 50g，鸡血藤 50g。10 剂。

2011 年 7 月 20 日，患者的尿量达到 1000ml 以上，终于可以不用血液透析了，文荣医院也拆除了血液透析用的管子。肌酐 260，尿素 13，还是偏高，已不会对生命造成大问题，但还得继续治疗。血红蛋白、总蛋白、白蛋白都偏低，这是肾性贫血，治疗的核心还是在于肾。血压 75 ~ 140mmHg。患者自诉午后不时会胸闷，想呕吐，但比以前要明显好转。舌嫩红，偏胖，少有裂纹，无苔而多津。脉细涩，重取无力。

> ▶处方：生黄芪 100g，枳壳 20g，茯苓 100g，生姜 50g，菟丝子 100g，
> 山茱萸 50g，炮附子 50g，怀牛膝 30g，泽泻 30g，益母草 50g，当归 20g。10 剂。

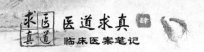

病人虽说现在没有了生命危险，但要把病情控制到一个较好的程度，还得有一个较长的过程。治疗的重点还是在于大补肾气和促进脾胃的运化，针对天时等因素做些适当的调整。

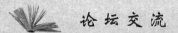

论坛交流

对本案的治疗，引起网友很热烈的讨论，我把这些讨论整理如下。

医童2008——

请教吴老师，这几个方子都不用甘草，能点透一下原因，好吗？再者，不知道在哪本书上看过，用附子一定要配甘草（炙）。谢谢吴老师指点迷津！

吴南京——

说到附子和甘草合用，主要是源于《伤寒论》的四逆汤。有人说和甘草合用是为了解附子毒，这是一种错误的理解。附子和甘草合用，主要是为了"厚土以保火"，这样的组合可以延长温阳的时间。

本病人虽说阳虚极，但体内湿阻严重，治疗在温阳的同时还要利水，水不去则阳不得复，所以不用甘草的甘敛，而是重用黄芪以运水。

甘草不可乱用，《伤寒论》中的桂枝汤说到，酒客不用桂枝汤，一是因为酒客多热，但也一样多湿。《伤寒论》还说到中满的人也不用甘草。这病人不仅仅肾功能不好，同时还有严重的胸水和腹水，所以不用甘草。看处方，我觉得不能死盯着四逆汤不放，再说了，四逆汤也是有加有减的。

暖风——

吴老师的整体思路是正确的，炙甘草用了会影响去湿，汗法可以考虑合用，但要注意病人元气已很虚弱。我个人认为可用真武汤加红参、大黄、细辛。不当之处请吴老师指正。

吴南京——

汗法不行，病人下元极虚，一用汗法，必会马上动摇下元的根本，病人只会速死无治。病人的主要原因是肾气大亏，无力气化所致的水湿内阻三焦，所以整个治疗还得以大补肾中元气为核心对待。

说到用真武汤加红参、大黄、细辛为治，本人认为对本病的治疗还得以黄芪为主药，看本人另外文章《脱证论治》。

悟道子——

气为水之母。

吴南京——

是的，气就是水，水就是气。

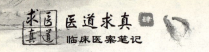

笔记 36：红斑狼疮

案一 周某，女，21 岁，嘉兴人。

2006 年 8 月，因月经淋漓 50 余日来浙江省中医院宋世华老师处求治。宋老师治疗 4 个月效果不明显，叫我一试。我见病人肌肤错甲，但精神还可，询之是得红斑狼疮，西医治疗近 1 年，没有确切效果。诊舌绛无苔，脉细数。

拟：凉血养阴

▶ 处方：生地黄 300g，白茅根 100g，苍术 30g，益母草 15g。3 剂。

二诊：患者服药一剂血止，舌脉同上。

▶ 处方：生地黄 100g，白茅根 50g，苍术 30g，益母草 30g。5 剂。

三诊：患者身体无不适，舌脉同上。

▶ 处方：生地黄 30g，白茅根 30g，苍术 20g，益母草 30g，党参 30g，生黄芪 50g。15 剂。

患者身体无不适，舌红苔薄，脉细稍数，重取无力。

后以三诊方出入加味用药，治疗半年，患者月经一直正常。今年我去杭州见老师，问及此患，老师说 2008 年 11 月还见过患者，月经一直正常。当问及红斑狼疮是否痊愈，未果。

案二 施某，女 40 岁，金华市区人。

2008 年 7 月觉神疲无力，在金华某名中医处吃中药 3 个月，后来发现尿血，去金华某大医院查为狼疮性肾炎收留住院，在住院期间体温曾达 40.0℃，病热严重，治疗 10 余日没有得到很好的控制，2008 年 10 月中旬求诊于我。观其肌肤错甲，尿常规显示红细胞 379，尿蛋白（+++），体温 38.6℃，舌干红，脉细数无力。

拟：补气，解毒，活血

▶ 处方：生黄芪 200g，益母草 50g，白茅根 100g，金银花 50g，败酱草 30g，白花蛇舌草 30g。3 剂。

二诊：体温正常，舌脉如前。

▶ 处方：生黄芪 200g，党参 50g，生白术 30g，益母草 50g，白茅根 50g，败酱草 30g，白花蛇舌草 30g。5 剂。

三诊：患者感觉良好，舌脉如前。原方再吃 5 剂。

以上方加减治疗 8 个月，其中用药有枸杞子、女贞子、当归、皂角刺、山茱萸、生山药、巴戟天、鹿角片等。去医院里检查一切正常。嘱其再吃 1 年中药，以巩固。

按：本病是各种诱因的作用下使机体的免疫稳定功能紊乱的一种疾病，目前认为本病的诱因有遗传、药物、病毒感染、内分泌等因素，西医一般都是以糖皮质激素进行治疗。晚期发生多器官损害时，不论中医还是西医治疗都没有很好的效果，本病的关键在于早发现、早治疗。

从本病的临床上来说，在发作时会有高热，感染等，类似于中医的温病，多从温病的卫气营血来辨证治疗。平时有的人看不出症状，但本人认为，应从中医的虚劳来论治，哪怕病人没有明显的自觉症状也得从虚劳论治。本人对于免疫缺陷方面的毛病，比如类风湿关节炎等病，在中医辨证的前提下，选用某一药物，超大剂量运用，再根据病情的临床表现，适当加几味药来治疗，常有较好的效果。如果还是以教科书上的方法常规治疗，必定没有什么效果，非常之病，非常用药，这是治疗性的药方和调理性的药方不同之处。本人综观《伤寒论》《千金方》等用药风格，对于治疗性的药方，总是药简量猛，从而效果显著，并不是说中医不能治病，也不是说中医治病效果慢，这在于一个医生的胆识，胆从识生，案一超大剂量运用生地黄，虽说红斑狼疮是否痊愈不得而知，但临床出血症状还是得以控制；案二超大剂量运用生黄芪，长期使用，达到意外的效果。

笔记 37：痹病数例

1. 痹病骨质增生

某女，57 岁，庆元人，农民。右侧髋部疼痛 1 年余，经西医诊断为骨质增生，经中西医治疗未效。2006 年 10 月 15 日，其子扶至我处诊治，见患者体胖，行动不便，精神痛苦。其子代诉除右侧髋痛外，还伴有严重的失眠，纳少，不知饥，尿频，尿黄，舌红苔薄白，脉沉细数滑。患者年龄偏大，加之误治，使中州受损，湿热内蕴。拟健脾清热。

> ▶处方：党参 20g，白术 15g，茯苓 15g，生甘草 10g，生谷芽 20g，生麦芽 20g，生白芍 30g，丹参 30g，淮牛膝 20g。10 剂。

2006 年 11 月 11 日二诊，患者纳增，已能安然入睡，尿频黄已瘥，右髋痛稍好，舌脉如前。拟健脾补肾。党参 20g，白术 15g，茯苓 15g，生甘草 10g，独活 15g，威灵仙 15g，淫羊藿 10g，枸杞子 20g，生白芍 30g，丹参 30g，淮牛膝 20g。10 剂。另外云南白药一瓶。

2006 年 11 月 21 日三诊，右髋疼痛明显减轻，患者已能自行走动。拟健脾补肾壮筋骨。

> ▶处方：党参 20g，白术 15g，生甘草 10g，独活 10g，威灵仙 10g，淫羊藿 15g，枸杞子 20g，生白芍 30g，丹参 30g，淮牛膝 20g，延胡索 15g，巴戟天 15g，川续断 20g。15 剂。

2006 年 12 月 8 日四诊，患者只是走动时不太顺便，脚无力。

> ▶ 处方：党参 20g，白术 15g，生甘草 10g，独活 10g，威灵仙 10g，淫羊藿 10g，生白芍 30g，熟地黄 15g，淮牛膝 15g，丹参 20g，巴戟天 15g，川续断 20g，延胡索 10g，骨碎补 20g，香附 10g。20 剂。

2007 年元月 3 日电话随访，患者行动方便，精神良好。

2. 痹病颈椎病

某女，43 岁，庆元人，农民。月经正常，白带较多，末次月经 2006 年 9 月 15 日，形体肥胖。近 3 年来十指抽痛，不能用力握，右后颈部有一筋到头顶抽痛，头顶皮肤麻木。不时脖子痛，不能大幅度转动，腰痛，两足心涌泉处抽痛。经西医诊断为高血脂，高血压，多方医治无效，2006 年 10 月 3 日延余诊治，患者尿黄，便溏，舌稍胖，苔薄，有瘀点；脉沉细滑，右寸关虚甚。此为脾虚无以克水而生痰瘀所致。拟健脾化痰。

> ▶ 处方：生白术 30g，生山楂 30g，葛根 30g，泽泻 30g，茯苓 20g，木瓜 20g，枳壳 10g，黄柏 10g。5 剂。

2006 年 10 月 8 日二诊，大便转硬，其他症状稍好转，舌脉如前。

> ▶ 处方：生白术 30g，生山楂 30g，葛根 30g，泽泻 30g，茯苓 20g，木瓜 20g，枳壳 10g，黄柏 10g，赤芍 20g。10 剂。

2006 年 10 月 19 日三诊，白带减少，大便稍改善，十指抽痛、脖子痛、脚心抽痛均瘥，头顶皮肤已有知觉。拟健脾化湿，佐以化瘀。

> ▶ 处方：生白术 30g，党参 20g，半夏 10g，生山楂 30g，葛根 30g，泽泻 30g，茯苓 20g，枳壳 10g，赤芍 20g，生大黄 10g。10 剂。

2006 年 11 月 10 日四诊，患者诸症均瘥，体重下降 0.5kg。

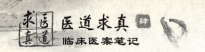
> ▶处方：生白术 30g，生山楂 30g，葛根 30g，泽泻 30g，茯苓 20g，枳壳 10g，生大黄 10g，鸡血藤 30g。30 剂。

2007 年 1 月 5 日电话随访，患者无不适，体重下降 1.5kg，已参加工作月余，并在服中药期间一直没服西药降血压药，血压稍有下降。

3. 痹病遇冷全身刺痛

某女，52 岁，云和县人。有一女，曾流产 5 次，已于 2004 年绝经。患者自 10 余年来天气变化转凉，或接触冷物就全身刺痛，严重时全身关节痛，大暑天亦如此，多年来医治无效。2006 年 8 月 5 日余至其家诊，其左小腹压痛，西医诊为附件炎，亦有 5 年多，神疲气短，舌淡，苔薄白，脉沉细稍虚。拟补气、活血、解毒。

> ▶处方：生黄芪 80g，益母草 50g，生白术 30g，丹参 30g，桂枝 20g。10 剂。

2006 年 9 月 15 日，自诉服 10 剂后精神明显好转，洗衣服时手摸水亦无刺痛，唯皮肤发痒感，左小腹压痛明显减轻，自行按上方再服 12 剂。患者已无不适，舌红苔薄，脉沉细。拟健脾补肾，加以巩固。

> ▶处方：生黄芪 50g，益母草 30g，生白术 20g，丹参 30g，桂枝 10g，淫羊藿 15g，枸杞子 20g，当归 15g，白芍 15g，熟地黄 15g。30 剂。

4. 痹病骨质增生

某女，75 岁，杭州人，体胖。5 年前因中风后遗症右侧身体无力，头晕目眩，血压偏高，一直服用降压西药，近 2 年右膝关节酸痛严重，在杭州经中西医治疗，无明显疗效，2006 年 11 月 10 日，余至其家诊，X 线片显示右膝关节后侧有一骨刺。舌红有裂纹，苔薄;脉细濡，双寸有力，双尺虚甚。此为下虚上实证。拟补肝肾。

> ▶ 处方：生白芍 30g，生甘草 10g，巴戟天 15g，枸杞子 20g，桑寄生 30g，川续断 20g，淮牛膝 20g，熟地黄 15g，独活 10g，威灵仙 15g，生楂 30g。15 剂。另三七粉每次 5g，每日 3 次，开水冲服。

1 个月后，来电话说按原方已再服 15 剂。

2006 年 12 月 20 日，再至其家诊，患者膝痛已止，头目清利，舌部裂纹稍浅，双尺脉稍复。

> ▶ 处方：生白芍 30g，生甘草 10g，巴戟天 15g，枸杞子 20g，桑寄生 30g，川续断 20g，淮牛膝 20g，熟地黄 20g，独活 10g，威灵仙 10g，生山楂 20g，生白术 20g，党参 20g，香附 10g。30 剂。加以巩固。

5. 痹病遇冷双臂痒痛

某男，50 岁，青田人，右臂遇冷痒痛已 10 多年，多方医治无效，5 年前一次偶食狗肉竟有半年愈，后不时食狗肉，2 年来再食狗肉亦无效，畏寒肢冷，失眠，不时干咳。2006 年 9 月 2 日来诊，舌嫩红，苔薄白，稍腻;脉沉细稍濡。拟调营卫。

> ▶ 处方：青风藤 30g，海风藤 30g，鸡血藤 30g，生白芍 30g，桂枝 10g，大枣 20g，生姜 10g，巴戟天 15g，淫羊藿 15g。10 剂。

2006 年 12 月 20 日，电话随访，称服 10 剂后稍见好，自按原方再服 1 个多月，现已过 3 个多月，虽值严冬，手臂亦无不适感，畏寒也比往年减轻，只是时有尿频，尿时不爽。

> ▶ 处方：青风藤 30g，海风藤 30g，鸡血藤 30g，生白芍 30g，桂枝 5g，巴戟天 15g，淫羊藿 15g，生地黄 15g。

上面是我 2006 年治疗的数例病案，给学生文敏看，她说和我现在的治疗风格不一样。这是有一定道理的，一是因为我现在所治疗的病人对象不一样；二是我现在对中医的见解发生了变化。

但有一点要明确的，就是痹病的核心病机是血脉闭阻不通，中医先贤有"治风先治血，血行风自灭"的说法，所以，治疗痹病的一个重要原则就是通，让血脉通畅起来。

引起血脉不通的原因有很多种，有的是寒邪所引起，有的是气阳虚无力运血所引起，有的是血虚所致的血脉不充所引起，有的是痰湿不化所引起，在诊断上须辨别是何种原因所引起的血脉不通，再针对致病原因来治，而不是乱用活血化瘀药。

人是一个有机整体，一个致病因素，常会引起很多疾病。病机也常会发生变化，治疗上对病因、病机要深入分析，而不是见一个症状用一味药来治疗。现在很多中医学子，不去研究医理，只拿着一本《中药学》教材：腹胀用理气药，上火用清热药，乏力用补药等。这种弃医存药的学习方法，到头来只会误人误己。

本人对中医的治学，一直坚持治、学、总结相结合，这些年来只要有空一直记录整理治学心得体会。由于本人的观念发生了变化，在写作风格上也有所变化。现在只是想能让不明白中医的人明白中医，所以写作上力求通俗。

笔记 38：类风湿关节炎

案一 李某，女，25 岁，金华澧浦人。

2007 年产一子，坐月子时回娘家被雨淋，全身关节酸痛，住院西医治疗无效，在金华曹宅某名中医处治疗得愈。半月后觉得早起时手不能握，再去曹宅看名中医，无效。来金华某大医院治疗，诊为类风湿关节炎，血沉、抗 O 均高，类风湿因子 275。于 2008 年 2 月到浙江省中医院求治于我的风湿病问业老师鲁贤昌。治疗 7 个月，有一定效果，但由于经济和时间上的原因，经我老师介绍，2009 年 1 月来找我诊治。刻下见其面色萎黄，恶风寒，手指和足趾关节肿大，疼痛不很明显，晨僵，纳差，便软，舌淡，脉沉细无力。

拟：温阳补气，祛痰化湿

> ▶ 处方：生黄芪 100g，生白术 30g，生薏苡仁 200g，炮附子 30g，晚蚕沙 20g，威灵仙 30g，独活 50g，桑寄生 50g，枸杞子 30g，香附 20g，皂角刺 30g，制天南星 20g，鸡血藤 50g，白芥子 15g，蜈蚣 3 条。5 剂。

二诊：患者晨僵稍有好转，不像原来那样恶风寒，舌脉如前，上方再进 10 剂。

三诊：晨僵明显好转，稍有恶风寒，大便转硬，舌淡，脉细弱稍沉。原方再进 10 剂。

2009 年 4 月，天气转暖。经 4 个月的治疗，患者血沉和抗 O 均已正常，类风湿阴子还是阳性。但肿胀的关节已小很多，天气变化时还有晨僵。舌红，脉稍沉。

> ▶处方：生黄芪 100g，生白术 30g，淫羊藿 30g，巴戟天 30g，晚蚕沙 20g，威灵仙 20g，独活 20g，桑寄生 50g，川续断 30g，枸杞子 30g，香附 20g，皂角刺 30g，制天南星 20g，鸡血藤 50g，白芥子 15g，蜈蚣 3 条。

以上方出入治疗 2 个月，晨僵消失，关节肿胀基本消失。以"益肾蠲痹丸"和"独活寄生合剂"善后，巩固治疗。

案二 孔某，女，63 岁，金华孝顺人。

患类风湿关节炎，四肢挛急疼痛，手指肿大畸形，在金华久治无效，偶然在网络上看到山东某名医是治疗此病的专家，从网络购药，自我感觉很好。后来有一次摔倒，右手骨裂，医院说骨质缺钙才知道所谓山东专家的药只是一些激素而已。出院后，因见我治疗他们同村一个中风后遗症的病人大见好转，故诊于我。2007 年 11 月，见到该患者，因关节疼痛不能行走坐轮椅前来，患者体虚胖，面色苍白，患处关节红肿热痛，舌淡胖，有红点，脉沉细数。

拟：**补气养血，清热活血**

> ▶处方：生地黄 100g，桂枝 30g，生白芍 30g，鸡血藤 50g，生草乌（用高压锅先煎 2 小时）20g，徐长卿 30g，苍术 20g，忍冬藤 50g，独活 30g，威灵仙 30g，香附 20g，制天南星 20g。3 剂。

二诊：药后关节红热和疼痛大减，舌脉如前。原方再进 7 剂。

三诊：关节红热已除，仍疼痛，舌脉如前。

> ▶处方：生黄芪 200g，桂枝 30g，生白芍 30g，鸡血藤 50g，苍术 20g，半夏 15g，制天南星 20g，徐长卿 30g，独活 50g，威灵仙 30g，生地黄 30g，桑寄生 30g，川续断 30g，白芥子 15g，皂角刺 20g，蜈蚣 3 条。10 剂。

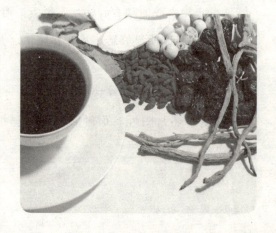

四诊：关节已不很痛，关节畸形如故。

> ▶ 处方：生黄芪 200g，桂枝 30g，生白芍 30g，鸡血藤 50g，苍术 20g，制天南星 20g，徐长卿 30g，独活 50g，威灵仙 30g，熟地黄 30g，桑寄生 30g，川续断 30g，白芥子 15g，皂角刺 20g，蜈蚣 3 条。20 剂。

上方出入加减用药治疗近 5 个月，关节畸形肿胀大消，明显好转。

2008 年 9 月，已经治疗了近 11 个月，因去田间，逢雨淋湿，关节复痛，但痛势不严重。舌淡红，脉沉稍弦。

> ▶ 处方：生黄芪 200g，桂枝 30g，生白芍 30g，鸡血藤 50g，生白术 30g，鹿角片 30g，熟地黄 30g，炮附子 20g，生麻黄 10g，桑寄生 30g，川续断 30g，徐长卿 30g，独活 50g，威灵仙 30g，蜈蚣 3 条。3 剂，痛止。

后以补肾活血再治疗 4 个月，2009 年 3 月，见病人脸色红润，关节畸形已消除，只是天气变化时还有不适，嘱其服用"益肾蠲痹丸"合"独活寄生合剂"为善后，巩固治疗。

按：本病是一种以关节病变为主的全身慢性自身免疫性疾病。属于中医的痹证范畴。在病名上，根据类风湿关节炎的特殊关节症状，参照古代文献有关记载并结合临床体会，有医者提出"尪痹"一名，以区别于其他痹证。

本人来于山村，治疗类风湿目前也有上百例，从临床上看，本病的病机不出外邪、正虚、瘀血三个方面。久居严寒之地，或常在野外、露天住宿或居住潮湿、冒雨涉水等，以致风寒湿邪侵袭人体，壅塞经络，凝滞关节，久而为痹。若风寒湿邪郁久化热，熏蒸津液，饮酒积聚，形成湿火而成风湿热痹；由于先天不足或调摄不当，遂使气血虚弱，腠理疏豁，寒湿之邪乘虚而入，阻遏营卫，留连于筋骨血脉而致病。病变主要涉及脾、肝、肾三脏。脾为后天之本，主四肢肌肉，"脾虚则四肢不用"。肝主筋，肾主骨，若房事不节，喜怒失调，致肝肾精气亏损，则无以濡养筋骨，至虚之处即容邪之所，风、寒、湿邪乘虚而入，内外合邪而致关节、筋脉、肌骨出现变形、肿胀、疼痛、屈伸不利等症；病情屡发不愈，经脉违和，导致气血周流不畅而壅踞

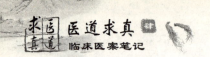
经隧，加之督脉空虚，寒湿侵袭筋骨，凝滞于脉络，如此寒湿、痰浊、瘀血与贼风互相胶结，凝聚不散，深入骨骱而致关节僵硬，并出现皮下结节等症。治疗时应分别从祛邪、补虚、化瘀为主进行论治，是近年来中医药诊治类风湿关节炎的特点。

案一的病人，有明显的气阳两虚，治疗侧重于补气温阳，案二的病人，正处于发作期，有明显的热证出来，治疗时又得以退热为主了，治疗都得随病情而变化。

本人在治疗过程中观察到本病的主要病理产物是痰湿，化痰除湿是治疗本病必不可少的一大治则，风痰瘀互结是本病病标的主要因素，但要使瘀血得化，必得先化湿。有的医生对于本病的治疗，死抱一句"治风先治血，血行风自灭"的观点，一见到类风湿就是一路活血化瘀，也不去考虑病人的身体虚实情况，治疗几个月，病没治好，身体却更虚。要知身体壮则痰无以留，湿不得积，气血得以畅通。类风湿一般不是内生，多是身体先虚而生痰生瘀，再加上外邪始得，外来之病邪与体内的痰瘀互结，这是本病之标。所以片面地行血也不是办法，治疗时必得化痰利湿，痰湿得去，外邪无以依附，补才能得力，这样病情才能从根本上得到治疗。

笔记 39：双手震颤

曹某，男，68 岁，浦江白马人。2007 年 10 月，曹某去农田收稻草时被蝮蛇咬伤，后至杭州某医院治疗，用抗蛇毒血清治疗，生命得保，但手臂粗肿不退，胀痛难受，伤肢不能活动，并且双手震颤不能自主，医院治疗无效。其子于 2007 年 9 月带父亲来金华找我治疗。我闻其讲话声音低沉，面色萎黄无华而暗滞，舌淡苔白，脉虚弱如葱管。

拟：补气托毒

> ▶ 处方：生黄芪 200g，丹参 30g，白花蛇舌草 30g，皂角刺 20g，桔梗 20g，蜈蚣 2 条。10 剂，内服。
>
> 防风 30g，白芷 30g，白花蛇舌草 30g，艾叶 100g。煎药外洗。

二诊，患者伤肢肿势大退，双手震颤大减。效不更方，原方再服 10 剂。

按：伤者年事已高，身体本来就较虚弱，加上蛇毒在体内更加消耗气血，使身体更虚，无力托毒外出。治疗的关键在于补正托毒外出。用生黄芪、皂角刺、桔梗补气托毒；伤肢肿胀，内必有瘀血，加丹参、蜈蚣以活血通络；蛇毒余毒未清，加白花蛇舌草、蜈蚣以制蛇毒；双手震颤是蛇之余毒化风，加蜈蚣以息风。加上局部的外用药，内外合治，以达速愈。

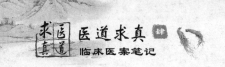

 ## 笔记40：下肢无名毒疮

徐某，男，40岁，湖南长沙市人，3年前，其妻在金华开美容院，因为接触了些美容用品，手部皮肤瘙痒，去金华某医院治疗，手不痒了，但脚开始奇痒无比，并且长疮，瘙痒后流黄红血水，因为瘙痒，所以睡眠很差，脾气也很差，不时心悸，久治不愈。2009年5月，求治于我处。诊舌淡苔厚腻，但舌尖有芒刺，脉数大。

"男子脉大为劳"，病人久病又见脉大，病人体虚可知。所以病人的这种毒疮是体虚无力托毒。毒疮在下肢，又见病人舌淡苔厚腻，这是病人气虚无力升清，清阳不升，则湿浊不泄，所以治疗的关键在于补气升清。气为血帅，气虚则无力行血，所以病患局部必有瘀阻。

拟：补气活血，化痰解毒

▶ 处方：生黄芪150g，生甘草50g，皂角刺30g，土茯苓50g，桔梗30g，鸡血藤50g，连翘15g，防风10g，浮萍15g。5剂。

▶ 外洗方：生甘草50g，艾叶50g，浮萍30g，土茯苓100g，石菖蒲30g，煎汤外洗，每天3次，每次30分钟。

二诊：患者瘙痒大减，黄红血水已消失，留下黑黑的硬皮，效不更方，原方再服5剂，再坚持药液外洗。

三诊：患者瘙痒已除，以上思路再开方10剂以巩固。

按：本案患者因有明显的化学品接触史，又久治不愈，疮家脓血流失过多致体虚，体虚则无力排毒。生黄芪、皂角刺、桔梗补气排毒；生甘草解毒清心养阴，使心得补则心悸除；土茯苓利湿解毒；久病必瘀，久病必虚，加鸡血藤补血活血；连翘、防风、浮萍祛风止痒以治病之标。黄芪、防风、浮萍三药合用，大剂的补气药合风药，一可以补气升清，二可以补气托毒外出；土茯苓解毒利湿，这样一来，整个处方的升降有序，使湿毒速去。配合外治法使药力直接作用于局部，提高治疗效果。在临床上，对于外科病，本人治疗常常以内服药和外用药结合起来治疗，效果显著，特别是对于身体非常虚弱之人，有时在配内服药时不能攻之太过，以内补外攻配合，拔毒外出。

笔记 41：手术后烘热症

1993 年，56 岁的父亲胃溃疡穿孔，在庆元人民医院手术。手术成功，但术后得一奇症，身体皮肤时不时地发热，油汗大出，不论是三九天还是三伏天，都不定时地发作，发热时体温正常，发热后疲惫不堪，身体也日渐虚弱。期间经食物调治，体质渐好，但出汗未减，只是汗后不那样虚弱而已。1996 年 4 月，我已自学中医 3 年时间，已有些把握，给父亲诊病，见舌红苔薄，脉弦大无力。

拟：补气活血

> ▶ 处方：生黄芪 100g，党参 50g，丹参 30g，当归 20g，知母 15g，枳壳 15g。10 剂。

药后整整 9 年未再复发。但是父亲 68 岁那年又一次发热，我又按上方思路给父亲吃了 10 剂，药后又热退。此后我用生黄芪、枸杞子、当归、麦冬、鹿角胶、蜂蜜等药泡白酒给父亲喝，自此，父亲再也没有发热了。

按：从皮肤发热、油汗大出、脉弦大无力，可以断为气虚发热，气虚不摄阴。患者因手术大伤元气，并且胃大部分切除，后天生化无力，使身体更难以复原。关于气虚发热的论述，李东垣的《脾胃论》讲得很详细，说了气虚发热主要是劳倦伤气所致。我考虑到父亲素来脾胃不好，身体本来已很虚弱，加上手术大伤元气。且手术后必有出血，出血必有留瘀，这种情况是瘀虚夹杂，气血虚则血行不畅，瘀则新血不利生化。所以治疗时用大剂参芪来大补元气，气壮则有力运血，气壮则有力摄阴以固汗；丹参、当归补血行血滞，血为气之母，血行则气行；枳壳理气，一为制参芪之滞，二则行气。气为血之帅，气行则血行；患者汗出过多，加一味知母清热养阴，并可制黄芪之燥。药简量猛力足，所以效如桴鼓。

后因父亲年纪增长，病情又复发，但再经治疗后，必须进行长期的巩固。所以通过药酒慢调。现在虽说父亲年纪大，但精神非常好。

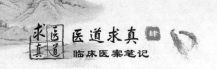

笔记 42：怪汗症

2011 年 3 月 31 日，横店集团医院有一位怪汗病人。张某，女，47 岁，病人自诉近五六年来，得一怪汗病。每天夜里，上半夜觉身体发热，但体温正常。子时一过，身体开始发凉，到下半夜 3 点半左右开始发汗，汗清冷，量多，衣服也要湿透。汗出后，人就觉得神疲无力，白天一点精神也没有，时不时头晕、心悸。这五六年来中西医治疗无效，西医诊断为自主神经功能紊乱，吃刺五加片、谷维素等，无效。带来的中医处方，大多也是以清凉养阴为主。患者一直为此所苦。刻下见患者舌淡多津，脉沉涩浊，稍数。

拟：健脾补气，调和营卫

> ▶处方：生黄芪 50g，党参 30g，茯苓 30g，陈皮 20g，半夏 20g，麦冬 20g，五味子 20g，菟丝子 50g，巴戟天 30g，炒白芍 20g，桂枝 15g，鸡血藤 50g，怀牛膝 30g，黄芩 15g。7 剂。

2011 年 4 月 7 日，二诊。患者自诉吃药一剂后身体发热就见好转，出汗也减少很多，精神好转。吃 3 天身体不再发热，也不发汗了，精神很好。舌象如前，脉已不数。上方去黄芩，再吃 7 剂。

2011 年 4 月 14 日，患者带同村一病人前来，自诉身体已无所苦，问我要不要再吃药，我教她自行去买些"黄芪生脉饮"和"当归补血膏"，按说明书再吃半个月以巩固。

论坛交流

秋风——

我觉得总体来说，还是属于阳虚不敛汗吧？

上半夜时身体发热，但体温正常。应该是虚热，子时一过，身体开始发凉，到下半夜 3 点半左右开始发汗，汗清冷，量多，衣服也要湿透，应是阳虚的症状。

吴南京——

是阳虚，但多汗除了会伤阳外，还会伤阴啊。

秋风——

汗出气脱，没有精神。舌淡多津？

潘梅芳——

这个病人属阴阳两虚，阴阳不调。

我开的方你看看。

黄芪 30g，红参 10g，茯苓 10g，白术 10g，当归 10g，白芍 10g，川芎 10g，熟地黄 10g，制附子 10g，肉桂 5g，麻黄根 15g，麦冬 10g，五味子 10g，半夏 10g，生龙骨 30g，生牡蛎 30g，山茱萸 30g，炙甘草 10g。

流星雨——

用桂枝加龙骨牡蛎汤合生脉散，再加大剂山茱萸 100g。

潘梅芳——

我觉得我开的方会有效果的。

吴南京——

流星雨，这病人需要运脾，脾胃不健运，血不能生化，你的处方太损脾胃，这样不好。

虽说心主血脉，但血之生成在于脾肾，重剂一下去，脾虚不运，反而不好。

血为脾所统，有两方面的意思，一是脾胃的运化，消化吸收食物的营养物质，使血的生成有来源；二是脾气足，气可统血。汗多之人，血必虚，加上病人有明显的气虚见症，健脾补气是必需的。

流星雨——

明白了。

吴南京——

这病人舌淡多津，有阳虚不运水的病机存在，其实生龙骨、生牡蛎不是很适合用的。

流星雨——

潘梅芳用熟地黄、生龙骨、生牡蛎、山茱萸，也有同样的问题，但她加了四君子汤。比我强。

吴南京——

出现舌淡多津的情况，山茱萸、熟地黄、生龙骨、生牡蛎等药在必须用时，最好要加些运脾化湿药，否则，对中焦不利。

流星雨——

这次有了深刻体会。

吴南京——

要潜阳，用牛膝之类的药，比用生龙骨、生牡蛎对脾胃要好得多。潜阳，指的是温阳药和下行药的组合使用，不是机械地用金石类来重镇。比如附子和茯苓的合用，也是潜阳啊。

流星雨——

但牛膝无收敛之效。

吴南京——

气阳虚所致的汗症，治疗在于补气温阳，而不在于敛。

人是一个阴守于内、阳固于外的整体，没有内阴则守不住阳，没有外阳则固不了内阴。比如说有的妇女，生了孩子后大汗出，没力气，根本不要去敛汗，20g别直参一吃，就解决了。

流星雨——

在于补气温阳才能固，明白了部分。

吴南京——

汗证，要诊断出是因为什么造成出汗。这个原因都没弄明白，只知道去敛，常常达不到理想的效果。

瘀血、痰阻、营卫不调、气虚、血虚、阳虚、阴虚、胃热、肝火、食积等都会发汗的。

流星雨——

这个原因都没弄明白，只知道去敛，庸医是这样产生的，哈哈，谢谢老师。

吴南京——

这病人的心悸，要从两个方面去考虑，一是气阳虚不运水，水气内阻，上凌于心而悸动，从舌淡多津可以看出来；另一方面是久汗之人，心血亏虚，心失所养。所以治疗一边要补气温阳以固之，另一边又要运脾利水。同时考虑久汗伤津，所以养阴生津的药也要酌用才能达到理想的效果。

病人是五六年的久病之人，身体虚弱，气阳两虚会无力运血而致血脉不畅；水气内阻也一样会影响到血脉的畅行，所以治疗必加活血药。

我所以一边用生脉饮加黄芪、白芍来补养心之体。一边用巴戟天、桂枝、茯苓、半夏以温阳去水饮。同时还加用了50g的鸡血藤养血通脉。

这病人的发热是在一天阴气最重时发热。阴重而阳更弱，病人阳虚，无力抗阴，虚阳浮越于外，所以身体发热。这病人如果再不正确治疗，阳气会更弱，达到午时一过就发热的程度。子时是阴气尽、阳气初生的时间，病人的身体在子时前发热，腠理疏泄，内在的阳气一生，就逼汗外出，但这时的阳气很弱，阴气还很重，弱阳无力温煦体表，所以出的汗也是冷汗，子时一过就体凉。

辨汗总得以阴阳为总纲，《内经》曰："阳加于阴，谓之汗。"说明了汗是以阳气为运用，津液为物质基础，由于皮毛腠理疏松，不能卫外而为汗。《内经》又说到"夺血者无汗，夺汗者无血""五脏化液，心为汗""劳则喘息汗出，故气耗矣"。可以看出，汗和五脏中的心关系最密切，汗出过多，一则耗气，二则伤血，所以汗病,会对人的气血造成很大的损伤。历代的名医都会花心思去研究汗病。《丹溪心法》曰:"阴虚阳必凑,发热而自汗。阳虚阴乘,发厥而自汗。"《景岳全书》曰:"不得谓自汗必属阳虚,盗汗必属阴虚也。"可见历代的名医辨汗病,并非如现在一些中医一样,机械地认为自汗从阳虚治,盗汗从阴虚治。

笔记 43：老年病论治

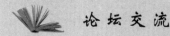 论坛交流

日期：2011 年 7 月 23 日

阿Q——

吴老师您好，我母亲有 60 多了，身体一直不好，最近喉咙痛，喝鲜竹沥有所减轻。一吃寒凉药唾沫就带黑血，吃热药又上火，经常头痛，浑身没劲，这几天又晕，胃不好，又有胆结石，肝也不好，肝区痛，经常口苦，大小便正常，爱生气、胆子很小，遇到事害怕得发抖，左手脉很沉，用劲才能按到，尤其是冬天或阴雨天病情加重，经常感冒，冬天感冒不管吃啥药也不发汗，吃小柴胡颗粒头痛加剧，不吃没事。

请吴老师百忙之中帮忙诊断一下吧。

分析：病人年过花甲，肾气必虚。加上脉沉；浑身没劲；吃寒凉药就唾沫带黑血；经常感冒，冬天感冒不管吃啥药也不发汗；胆子很小（恐为肾之志）。这些症状和脉象综合起来分析，病人的身体情况必然以肾精亏虚为根本。

吃热药上火，经常头痛，口苦，爱生气，这是虚火上浮。虚火为什么会上浮，主要的原因也在于肾。"乙癸同源"，肝中内寄相火，才得以萌发一身之阳气。但相火要维持正常的功能，得有足够的肝血来涵养，肝血来源于肾精的化生。乙为肝，癸为肾，这就是"乙癸同源"的关系。肾精亏虚则肝血无以生化，肝中相火不能得到相应的制约，所以相火上炎。相火上炎，就会扰动心神，以至于人会受惊；火邪上灼于肺，肺金不能制约肝火，所以产生胆结石；相

火上冲于喉，所以喉咙痛；时处大暑，天之阳气最旺之时，外火加上内在的相火，两火合邪则伤气（大火食气），所以人见浑身没劲；相火不藏，则见脾气差，爱生气。所以治疗这样的虚火，必要肺、心、肝、肾一起清。吃小柴胡颗粒头痛加剧，本人认为是方中有生姜和柴胡两味风药之故。风性上扬，加上相火内动，吃了小柴胡只会加重相火的上冲，于是头更痛。喝鲜竹沥减轻，主要是因为鲜竹沥性味辛寒，有清肺金的作用。

治疗的重点在于温肾潜阳，兼顾中焦脾胃的运化和虚火的清消。

菟丝子50g，山茱萸20g，怀牛膝20g，泽泻15g，川续断20g，狗脊20g，巴戟天20，牡丹皮15g，党参20g，茯苓30g，苍术20g，半夏10g，陈皮15g，黄芩10g，郁金15g，丹参20g。

菟丝子、山茱萸、怀牛膝、泽泻、川续断、狗脊、巴戟天温肾潜阳；党参、茯苓、苍术、半夏、陈皮健脾胃促运化；黄芩、郁金、丹参清上焦虚火，兼以疏通血脉，体虚之人，气血必不畅通，治疗时应加以疏通气血。

菟丝子一药，气味辛，甘，平。有补肾益精、养肝明目的功效。《神农本草经》中被列为上品。《本草汇言》谓："菟丝子，补肾养肝，温脾助胃之药也。但补而不峻，温而不燥，故入肾经，虚可以补，实可以利，寒可以温，热可以凉，湿可以燥，燥可以润。非若黄柏、知母，苦寒而不温，有泻肾经之气；非若肉桂、益智，辛热而不凉，有动肾经之燥；非若苁蓉、琐阳，甘咸而滞气，有生肾经之湿者也。如《神农本草》称为续绝伤，益气力，明目精，皆由补肾养肝，温理脾胃之征验也。"民间有食菟丝饼的，可见该药的安全。所以治疗时以此药为主药。去虚火，则以泽泻去肾中之火；黄芩清肺之火；郁金、丹参清心火；牡丹皮去肝火。但总是以治标火而已。

老年体质，多下元亏虚，阳明脉衰。由此多产生阳化内风，久病入于奇经八脉的病理机制。老年体虚，虚则不受药物攻伐，所以治疗老年人的疾病，总是要以补养为主，用药遵叶天士的"忌刚用柔"之法，所以温阳只用巴戟天之属；虽说有虚火在，总得以清通为主，量不能过大，以免损元气。

《养老奉亲书》有"脾胃者，五脏之宗也"之说，再观之《伤寒杂病论》

的治疗，总是以保胃气为根本大法。加上本病有明显的"胃不好"之症状，所以治疗时必要加以健脾胃、促运化。

对于老年病的认识，已故名医岳美中前辈提出："人之始生，先成于精，肾精旺而后有脾胃，即所谓'先天生后天'；人之衰老，吸收精微，使五脏滋荣，元气得继，才能却病延年，即所谓'后天养先天'。"所以对于老年病（实际可以说一切虚证的治疗根本）都得以脾肾为核心对待，这是着眼于人的大法则，见到病就只治病，不去考虑人的问题，试想又能治好什么病呢。

暖风——

吴老师你好，这病能从大柴胡汤加味辨治吗？

吴南京——

见到肝区痛，吃热药上火，就套用大柴胡汤吗。看下大柴胡汤的适应证。

"大柴胡汤"出自《伤寒杂病论》，由柴胡、黄芩、芍药、半夏、生姜、枳实、大枣、大黄组成。主要针对伤寒入里，但表又未解的少阳加阳明病，临床症见：往来寒热，胸胁苦满，呕不止，郁郁微烦，心下痞硬，或心下满痛，大便不解或协热下利，舌苔黄，脉弦数有力。《医宗金鉴·删补名医方论》卷8曰："柴胡证在伤寒论，又复有里，故立少阳两解法也。以小柴胡汤加枳实、芍药者，仍解其外以和其内也。去参、草者，以里不虚。少加大黄，以泻结热。倍生姜者，因呕不止也。斯方也，柴胡得生姜之倍，解半表之功捷。枳、芍得大黄之少，攻半里之效徐，虽云下之，亦下中之和剂也。"

暖风——

吴老师你好，谢谢你百忙之中给我解惑。以前曾听说大柴胡加味治胆结石效果不错，又见病人常常口苦喉咙痛，多是病在少阳，但大柴胡应不太合适。我个人考虑可能是胆郁，木克土，所以脾胃也痛，可能用柴胡桂枝干姜汤加味也可以。以上是个人看法，不成熟，望吴老师指正。看吴老师医案常常有震撼的感觉，但吴老师很少用成方，不知为什么。

吴南京——

病人脉沉，常常感冒，吃感冒药也不发汗的情况下，说明肾阳疲了，再用攻下来治，只会更伤阳气。病人的家属明显说到了吃小柴胡颗粒会加重病情，主要的原因是下元亏虚，用了风药，动摇了下元的根本，为什么总要在柴胡这味药上打圈圈呢。

你说到成方，可能指的是大学教材中所讲到的方剂，但我们要知道学方剂学的主要目的，是去了解辨证、治疗、用药的规律性，而不是去死记什么处方来套方治疗。中医学到一定的程度，本来就没有什么方不方的。

暖风——

明白了，谢谢你。我因病人口苦喉咙痛，辨为少阳病，所以一直跳不出柴胡类方。吴老师用了黄芩、丹参已考虑到了，是我没有领悟。谢谢吴老师。

2011 年 7 月 26 日

阿 Q——

像我妈妈的病在我们这儿看了几十位"名医"，一说口苦、胆结石都是用柴胡、金钱草、茵陈之类的药材，要么没效果，要么加重病情，按照吴老师的方子仅吃了一服就感到减轻了。

吴南京——

口苦、胆结石，见到这些症状就以柴胡、金钱草等药去套治这是不对的。我们从临床上来看，适合用柴胡和金钱草的也常有，但并不是全部都可以用。《伤寒论》中的少阳症，明显写到一个症状，就是口苦。后世很多人理解为伤寒入少阳，胆气太过，化热而成。把口苦说成胆热，这样的说法太牵强了。从"小柴胡汤"的组方来看，用到了人参、半夏、生姜、甘草、大枣这五味调理脾胃的药。这五味药从整体上来看，组合起来是温热的，可知是胃中寒，无力运化，要不，半夏也不会用到半升（60 多克）、生姜三两（50g 左右）来散寒湿之积滞。合上黄芩，只是为了达到辛开苦泄的目的。所以可知口苦一症，主要的原因在于脾胃虚弱，运化不利，内积阻遏久了化热而已，内郁之热上蒸而口苦。辛开苦泄一用，中焦一运，腑气能降，口自不苦。《内经》谓："风淫于内，治以辛凉。"柴胡辛凉，在方中重用，无非也是根据《内经》"火郁发之"为了散内邪热而已。加上小柴胡汤的煎药方式为"水一斗二升，煮取六升，去滓，再煎，取三升"，目的是让药力入里，可见"小柴胡汤"针对的是一些脾胃稍虚，又有内痰阻闭的时病。

叶天士说"柴胡却肝阴"，只是说风药是燥药，会耗伤人体的精气而已，不仅仅是柴胡会有此副作用，就是其他的风药也一样会有此副作用。为什么该病人用了小柴胡来治，病情反而加重呢。从胆结石的病机来看，主要是因为肾精亏虚，精虚不能养肝而无力制约相火，相火过旺；肝和胆是表里关系，胆汁全来于肝之精，相火过旺才是胆结石的成因。胆中结石生成，则肝之疏泄也不利，脾土得不到肝木的疏泄，则运化不利，湿气内阻郁热才会见口苦症。金钱草苦寒败胃，病人本来就因为身体原因而脾胃不好，再吃苦寒败胃的药，只会加重病情。所以要解决病人的根本问题，还得从肾入手，佐以运脾和退郁热。

笔记 44：膏方病案数例

1. 体虚调理

胡某，女，41 岁，杭州人，小学老师。自诉 15 年前产一女，因产后一直胃口不好，恶露 3 个月才干净。从此就常年感冒，恶风寒，天热四肢烦热，天冷则严重怕冷。神疲无力，心悸，动则汗出。腰酸痛，夜尿频，眼睛干涩，累时足跟痛，几乎没有性欲，为此常常和丈夫吵架。10 年前起，一直皮肤过敏，且久治不愈，已失去信心。2009 年 12 月初，病人到金华文荣医院中医科就诊于我。见患者面色暗，眼睛和嘴周边更加明显，舌淡黯，偏胖，苔薄。脉沉细涩而无力，两尺虚甚。

> ▶ 处方：别直参 200g，炒白术 300g，炒苍术 300g，茯苓 300g，炙甘草 200g，陈皮 200g，姜半夏 200g，炒白芍 200g，当归 200g，枸杞子 500g，菟丝子 500g，覆盆子 500g，山茱萸 500g，女贞子 500g，五味子 300g，酸枣仁 300g，鹿角片 300g，巴戟天 300g，炮附子 200g，桑螵蛸 300g，怀牛膝 300g，泽泻 50g，牡丹皮 200g，鸡血藤 300g，丹参 300g，桂枝 200g，川续断 300g，狗脊 300g，独活 300g，骨碎补 300g，阿胶 500g。黄连上清丸 6 盒。

别直参和黄连上清丸另研粉，阿胶另烊。其他药加压久煎 2 次，再把 2 次药汁浓缩成 3000ml，再加烊好的阿胶，再浓缩成 3000ml，再加别直参和黄连上清丸的药粉，凉后成膏方，每次服 20ml。每天 3 次。

患者把上膏方服后，2010 年 3 月到金华，见其面色红润。问其病情，自诉服膏方半个月后，人就觉得有劲，身体没有什么不适。

2. 类风湿关节炎

胡某，男，56 岁。金华永康人，1986 年一次腰部扭伤，从此就一直反复腰酸痛，常常四肢麻木，早上起来和下雨天更加严重。1995 年到杭州某名老中医处就诊，吃药半年，明显好转。因长期跑杭州，不方便，加上症状明显好转，也不去太在意，于是就停止治疗。1998 年冬天，腰酸痛严重起来，早上起来后，感觉手指不能握紧拳头，因为长时间这样子，加上天气寒冷，也不太去注意。到了夏天，还是一样的疼痛并且早上起来加重，感觉夏天湿气重，自行弄了些祛风湿的中药吃，但没有什么效果。到了 2002 年，疼痛很严重，并且觉得左手中指的第二关节有点肿胀，又不得不再去杭州找名中医治疗，但治疗后也没见理想的效果。于是到了浙江省中医院找我的问业老师鲁贤昌教授治疗，鲁老师叫病人去做西医检查，诊断为类风湿关节炎。鲁老师治疗了半年，病情得到了控制，因为考虑到经济的问题，又放弃了治疗。但后来手指关节时有疼痛，肿胀也逐渐加重，平时常到一些草药店里弄点中草药来吃。2007 年秋天，又到杭州找鲁老师治疗七八个月，但永康到杭州这样长时间地来回跑，实在不方便。于是 2008 年，经鲁老师介绍，病人到金华找我治疗。见病人舌淡红，偏胖，苔稍腻。脉沉细涩，重取无力。我用鲁老师的痹症二号方加减治疗近 7 个月，病人的手指肿胀疼痛已经基本治好。但天气变化时还是会疼痛，类风湿因子虽说下降了很多，但还是偏高。病人长期吃中药，吃怕了，问我可以不可以通过别的方式来治。2009 年我在文荣医院上班时，给病人开了膏方。

▶ 处方：别直参 300g，生黄芪 500g，炒白术 300g，炒苍术 300g，茯苓 500g，陈皮 200g，厚朴 200g，防风 50g，麻黄 50g，蜈蚣 20 条，蕲蛇 200g，黑蚂蚁 300g，晚蚕沙 500g，皂角刺 300g，石菖蒲 300g，菟丝子 1000g，枸杞子 500g，川续断 300g，狗脊 300g，独活 300g，威灵仙 300g，牡丹皮 200g，丹参 200g，赤芍 200g，制天南星 300g，炒白芍 300g，桂枝 200g，巴戟天 500g，炮附子 300g，山茱萸 500g，穿山甲 100g，香附 300g，当归 300g，鸡血藤 500g，鹿角胶 250g，阿胶 250g。

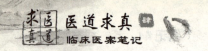
别直参、黑蚂蚁、穿山甲另研粉，鹿角胶、阿胶另烊。其他药加压久煎 2 次，再把 2 次药汁浓缩成 4000ml 的量，再加烊好的鹿角胶、阿胶，再浓缩成 5000ml 的量，别直参、黑蚂蚁、穿山甲另研粉，凉后收膏，每次服 20ml。每天 2 次。

膏方服后，患者的指关节和腰酸痛已瘥，检查得知类风湿因子已经降到正常水平。2010 年前 3 个月一直没有疼痛过，2010 年冬天又以上方出入，再开一剂膏方巩固。现已至 2011 年 6 月，患者身体无不适。

3. 子宫肌瘤

何某，女，42 岁，金华市区人。2008 年秋天，体检发现子宫肌瘤，3.5cm×4.2cm×2.3cm，因怕手术治疗，而去金华某妇科名医那里用中医治疗。半年后，肌瘤没变小，反而增大。原来月经干净后 10 天，B 超检查子宫内膜是 0.8cm，经过半年的中药治疗，月经量越来越少，到 2009 年 4 月份一次月经后，直到 8 月才来月经。说她的卵巢萎缩，已没法治疗，要手术的话，只好把子宫大部分切除。病人无奈，只好四处求医。2009 年 10 月到金华文荣医院找我治疗时，月经已 2 个月没来，B 超检查子宫内膜只有 0.35cm，子宫肌瘤 5.5cm×4.8cm×3.6cm，左侧卵巢显示不清。见患者所带来的中药处方，大多是以三棱、莪术、青皮、穿山甲等攻破药为治。其中 2009 年 2 月除了吃中药以外，还用过西药的黄体酮治疗。见患者面色萎黄而暗，形体偏瘦。多梦，气短，心烦，不时腰酸痛，两脚无力，怕冷。舌淡黯，边上偏红又有齿痕，苔薄，舌面有裂纹。脉沉细弦涩，稍数而无力。问病人以前的生活习惯，自称 2006—2008 年，为了美容，吃了很多雌性激素含量高的保健品。

本人诊为脾肾两虚，肝郁化火。治以健脾补肾，清肝散结。

▶ 处方：黄芪 50g，党参 30g，苍术 20g，茯苓 30g，香附 20g，川楝子 20g，炒白芍 20g，当归 20g，鸡血藤 50g，桂枝 15g，菟丝子 50g，川续断 30g，山茱萸 30g，知母 15g，麦冬 20g。7 剂。

上方加减治疗近 2 个月，病人的月经才来，但量很少。又治疗 2 个月，病人的月经量才慢慢多起来，B 超检查子宫肌瘤为 4.8cm×3.8cm×3.0cm。经过 4 个多月的治疗，月经总算恢复正常，子宫肌瘤也有所缩小。因快到过年，病人说吃中药不方便，要求膏方治疗。我开膏方如下：

> ▶ 处方：别直参 300g，生黄芪 1000g，炒白术 300g，炒苍术 300g，茯苓 500g，陈皮 200g，厚朴 200g，蜈蚣 20 条，皂角刺 300g，石菖蒲 100g，覆盆子 500g，桑螵蛸 300g，菟丝子 1000g，枸杞子 500g，川续断 300g，狗脊 300g，威灵仙 300g，牡丹皮 200g，丹参 200g，赤芍 200g，怀牛膝 500g，制天南星 300g，炒白芍 300g，桂枝 200g，巴戟天 500g，炮附子 300g，山茱萸 500g，穿山甲 200g，三七 200g，香附 300g，当归 300g，鸡血藤 500g，鹿角胶 500g。

别直参、穿山甲、三七另研粉，鹿角胶另烊。其他药加压久煎 2 次，2 次药汁合并。加别直参、穿山甲、鹿角胶等收膏药 6000ml，每次服用 20ml，每天 3 次。2010 年 5 月底，病人到文荣医院进行 B 超检查，发现子宫肌瘤只有 0.8cm×0.5cm×0.3cm。再以上方思路开一膏方治疗。2010 年 12 月，因患者婆婆关节痛带来找我治疗，自诉子宫肌瘤已经消失，身体没有什么不适。

4. 子宫内膜增生症

吴某，女，35 岁，金华浦江人。近 2 年来，月经后期，45 天左右一次，但一直淋漓难尽，每次月经都要 20 来天才能干净。医院检查为子宫内膜增生，西医治疗无效，说必须进行刮宫治疗。如果本病要彻底治疗，只有把子宫全部切除，要不，刮后还是一样会增生。于是病人放弃了西医治疗，改求于中医，吃中药一年多无效。2010 年 10 月，患者找到我治疗时见患者神情抑郁，面色萎黄无华，说话有气无力，月经 25 天，有细沙样的血块，未净，有异味，腰酸痛。舌淡黯，有裂纹，苔薄。脉虚弱无力，但细寻之又有点弦涩感。

诊：肾虚血瘀，伏热化毒。

治：固肾活血，解毒散结。

▶ 处方：黄芪 50g，党参 50g，白术 20g，陈皮 15g，香附 30g，炒白芍 20g，当归 10g，柴胡 5g，升麻 20g，败酱草 50g，益母草 20g，马齿苋 50g，蒲黄炭 15g，茜草炭 15g，菟丝子 100g，覆盆子 30g，山茱萸 50g，桑螵蛸 30g，川续断 30g，阿胶珠 20g。

3 剂，血止，患者自诉力气明显好转，腰也不酸痛。

▶ 换方：黄芪 50g，党参 30g，白术 20g，香附 30g，炒白芍 15g，当归 20g，鸡血藤 30g，仙鹤草 100g，败酱草 50g，益母草 30g，桂枝 15g，巴戟天 30g，菟丝子 100g，覆盆子 30g，山茱萸 50g，桑螵蛸 30g，川续断 30g，阿胶珠 20g。10 剂。

本方出入又治疗 20 余天，月经至。

▶ 经期用药：黄芪 50g，党参 30g，白术 20g，茯苓 30g，香附 30g，当归 30g，鸡血藤 50g，怀牛膝 30g，败酱草 50g，益母草 30g，桂枝 15g，巴戟天 30g，菟丝子 50g，覆盆子 30g，桑螵蛸 30g，川续断 30g，鹿角片 30g，皂角刺 20g。3 剂，另加云南白药胶囊，每次 3 粒，1 天 3 次的配合治疗。

药后有大量的膜样物随月经一起排出。

▶ 3 天后又换方：黄芪 50g，党参 30g，白术 20g，陈皮 15g，香附 20g，炒白芍 20g，柴胡 5g，升麻 5g，败酱草 50g，益母草 20g，仙鹤草 50g，蒲黄炭 15g，茜草炭 15g，菟丝子 50g，覆盆子 30g，山茱萸 30g，桑螵蛸 30g，川续断 30g。10 剂，吃到第 7 天时月经干净。

月经干净后 B 超检查，子宫内膜厚度为 1.0cm。因患者吃怕了中药，要求膏方治疗。

▶ 膏方：别直参 300g，生黄芪 2000g，炒白术 300g，炒苍术 300g，茯苓 300g，陈皮 200g，香附 300g，皂角刺 300g，石菖蒲 100g，菟丝子 2000g，

枸杞子 500g，川续断 300g，狗脊 300g，覆盆子 500g，桑螵蛸 300g，怀牛膝 500g，威灵仙 300g，牡丹皮 200g，丹参 200g，益母草 500g，桂枝 200g，巴戟天 500g，炮附子 300g，山茱萸 500g，穿山甲 100g，香附 300g，当归 300g，鸡血藤 500g，三七 300g，鹿角胶 250g，阿胶 250g。

别直参、穿山甲、三七另研粉，鹿角胶、阿胶另烊。其他药加压久煎 2 次，两次药汁合并。加别直参、穿山甲、鹿角胶等收膏 6000ml，每次服用量 20ml，每天 3 次。2011 年 4 月，病人来金华开会，见到我，开心地说病已痊愈，近半年来经期很正常，一般 5～7 天干净，经后子宫内膜厚 0.6cm 左右。

5. 不孕症

方某，女，35 岁，金华市区人，结婚 5 年。自诉在上大学时流产过一次，因为在学校的条件所限，没有得到很好的调养，从此体质一直不好。参加工作后，进行多方治疗，体质好转了，但结婚 5 年来一直不孕，西医检查一切正常，中医多方治疗无效。2009 年 10 月来金华文荣医院找我治疗，见患者脸色萎黄，两颧部有色素沉着和少许斑点。自诉月经少，后期 10 天，月经量偏少，色暗，有细沙样的血块。白带量偏多，清稀。大便不畅，四五天一行，小便正常。平时腰酸痛，早上睡醒时，以及阴雨天和气温下降时严重，气短，入睡不深，心悸。舌淡，边上齿痕，苔薄而稍腻，有红瘀点。脉沉细涩，重取无力。月经干净 18 天。

拟：健脾补气，清肝解郁

▶处方：生黄芪 50g，生白术 30g，芡实 50g，炙甘草 20g，厚朴 15g，姜半夏 15g，当归 20g，鸡血藤 50g，菟丝子 50g，覆盆子 30g，山茱萸 30g，怀牛膝 30g，狗脊 30g，肉苁蓉 30g，独活 30g，香附 20g，郁金 20g。15 剂。

病人服药 3 天后，白带开始减少，腰酸也好转。服药至第 12 天来月经，月经颜色转红，量减少，脸上斑点稍有减退。腰已不酸痛，因为不习惯吃中药汤剂，要求开膏方治疗。

> ▶膏方：别直参 300g，炒白术 300g，炒苍术 300g，茯苓 300g，陈皮 200g，厚朴 200g，菟丝子 3000g，枸杞子 500g，覆盆子 500g，山茱萸 500g，五味子 300g，紫河车 300g，紫石英 500g，川续断 300g，威灵仙 200g，牡丹皮 200g，丹参 200g，益母草 300g，桂枝 200g，巴戟天 500g，肉苁蓉 300g，香附 300g，当归 300g，鸡血藤 500g，鹿角胶 250g，阿胶 250g。

别直参、紫河车另碾细粉，鹿角胶、阿胶加黄酒另烊。收膏 6000ml，每次服用量 20ml，1 天 3 次。2010 年 2 月底，病人来电话，说还有 100ml 左右的膏方没吃，但检查出来已经怀孕，问我这膏方可不可以再继续吃，我嘱她等胎儿长到 3 个月时再吃。2010 年 11 月中旬，我在横店集团医院上班时，病人来电话，说孩子已经出生，只是比预产期提前了 15 天。2011 年 4 月初，小孩子的皮肤瘙痒，抱来看，见母子健康。

6. 高血压

程阿姨 60 多岁了，患高血压数年，一直在吃降压药，在金华中心医院检查，心脏不太好，要安装支架。程阿姨不太愿意做这种心脏手术，问我中医有没有法子治疗。其女儿代诉母亲双下肢一直怕冷，冬天更为严重。见舌淡苔薄，脉沉细弱。拟，温肾潜阳。

> ▶处方：别直参 300g，炒白术 300g，炒苍术 300g，茯苓 500g，炙甘草 200g，陈皮 200g，炒白芍 300g，当归 200g，枸杞子 500g，菟丝子 500g，覆盆子 500g，山茱萸 500g，麦冬 300g，五味子 300g，酸枣仁 300g，鹿角片 300g，巴戟天 300g，炮附子 200g，桑螵蛸 300g，怀牛膝 1000g，泽泻 150g，牡丹皮 200g，鸡血藤 300g，丹参 300g，桂枝 200g，生龙骨 500g，生牡蛎 500g，川续断 300g，狗脊 300g，独活 300g，骨碎补 300g，阿胶 500g，冰糖 2000g，核桃肉 2000g，黑芝麻 2000g。

别直参另碾，阿胶另烊。其他药高压久煎 2 次，取药汁 100kg，浓缩到 10kg 时，加另烊的阿胶和冰糖。浓缩到滴水成珠时，放别直参粉、核桃肉、黑芝麻。等冷后凝固成膏，切片，每次 40g，每天 2 次。

程阿姨吃膏方后，血压一直很稳定，再到金华中心医院检查时，已无须做支架手术。

7. 哮喘

何某，男，36 岁，金华东阳人。自诉 4 岁时得了严重的伤寒，没有得到有效的治疗，从此就反复咳嗽气喘。天气最冷和最热时气喘最严重，医院诊断为慢性支气管哮喘，多方治疗无效。2010 年 5 月求治于我，见患者舌淡苔腻，脉大而无力。本人先从健脾温肾、宣肺化痰、活血通络的治疗思路治疗了近 1 个月。见舌苔已清爽，嘱病人到小暑天时来开膏方，进行治疗。

> ▶ 处方：别直参 300g，炒白术 300g，炒苍术 300g，茯苓 500g，炙甘草 200g，厚朴 300g，姜半夏 500g，炙麻黄 100g，杏仁 300g，桔梗 200g，制天南星 200g，当归 500g，菟丝子 500g，覆盆子 500g，山茱萸 500g，麦冬 300g，五味子 300g，酸枣仁 300g，益智仁 300g，巴戟天 300g，炮附子 200g，桑螵蛸 300g，怀牛膝 300g，皂角刺 300g，石菖蒲 200g，鸡血藤 300g，丹参 300g，桂枝 200g，威灵仙 200g，川续断 300g，狗脊 300g，独活 300g，骨碎补 300g，鹿角胶 500g，地龙 200g，穿山甲 100g。

别直参、穿山甲另研粉，鹿角胶另烊。收膏 6000ml，每次服用量 20ml，每天 3 次。患者在 2010 年 5 月至今未再哮喘过，2010 年金华的冬天持续低温，患者有 2 次感冒，但也只是咳嗽数天，进行中药治疗也就好了。我嘱他 2011 年夏天再进行一次膏方治疗，在全年最热时进行一次膏方治疗，连续三四年，痼疾可望痊愈。

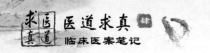

笔记45：膏方用药心得

药物制成何种剂型，首先是根据医疗预防的需要，由于病有缓急，证有表里，因此，对于剂型的要求亦有所不同。如急症用药，药效宜速，故采用汤剂、注射剂、舌下片（丸）剂、气雾剂等；缓症用药，药效宜缓，滋补用药，药效宜持久，常采用蜜丸、水丸、糊丸、膏滋、缓释片等；皮肤疾病，一般采用膏药、软膏等；某些腔道疾病如痔疮、瘘管，可用栓剂、条剂、线剂或钉剂等。

所以说膏方只是中医治疗采用的一种剂型而已，和散剂（把药研成粉末样）、汤剂（就是我们平时说的煎成汤的煎剂）等一样，只是针对病情的不同。

但是现在社会上，一提到膏方，就说是补药，这是世人的误解。为什么会形成这样的误解，有两方面的原因，一方面是病人好补，总是觉得补的东西都是好的。另一方面是现在的商家针对病人好补的心理特点，扩大膏方的一些理论，把膏方和进补画上了等号。如果要说到膏方的话，市场上的益母草膏等是膏方。但对于世人所说的进补，益母草膏又有何补可言呢。

膏方主要用于一些慢性病，特别是一些病机复杂的，难以通过几味药来针对性治疗，治疗过程较长。对于这种情况，选择膏方治疗是很理想的。

中医讲"久病必虚"。病程时间长了，会耗损人的元气，所以在用膏方治疗时，补药是必须放的，针对病人气、血、精、津等虚损的不同，选择合适的补药。气虚，可以选择黄芪、人参等；血虚，可以选择当归、阿胶、鸡血藤等；阳虚，可以选择鹿茸、巴戟天、桑螵蛸等；精虚，可以选择枸杞子、菟丝子、山茱萸等；津液亏虚，可以选择西洋参、太子参、党参、麦冬等。

比如一个有大出血病史的病人，肯定有血虚，但是出血时，人的精气也随之而去，所以在治疗上，就得根据病人诊断时血虚的具体情况来选择合适的药物。病人见气短神疲没力，这时气血亏虚很严重了，单纯来补血补气补不上来。虽说气之根在肾，气之本在肺，但气之补必要在脾胃上做文章。气为阳，主升，气虚就会使气机上升无力，而见气短神疲。如果说病人见四肢无力，这更是因为脾气虚无力运化，清阳不能达于四肢而成。有大出血史，又见腰酸腿软，妇女还见月经量少，这时就得以补肾固精为根本了。

总之开膏方治疗的原则必须根据中医的治疗原则来进行，身体不同的虚损采取不同的进补方式，不能见病治病，治疗时问病史很关键，但还是得根据具体的临床辨证为依据，要综合分析相关联的根本性原因来选择进补方式方法。

膏方的制作是把中药久煎起来的药汁，再反复加温浓缩，加上一些动物膏性药（比如阿胶、鹿角胶、龟甲胶等等）而成。

对于中药的煎法，轻煎入气，久煎入血。轻煎在上焦，久煎入下焦。所以对于膏方制剂的方式来说，经过反复加温浓缩的药汁，对脾胃的运化通常是不利的。所以在开具膏方时，必须考虑的问题是脾胃的运化（消化吸收）问题。一个人的脾胃都不好了，对吃进去的东西都不能有效地消化吸收了，那么就算吃仙丹也没有用了。所以本人开膏方时必离不开香砂六君子汤加苍术、厚朴等药来健运脾胃，以促进对膏方的消化吸收。虽说吃膏方前大多会吃几天的开路方，但对于一些脾虚不运的患者来说，还是要放健运脾胃的药。金华很多人把阿胶、芝麻、核桃、冰糖等弄成膏来补，但在吃的过程中，常常会有人说吃了这种膏后脾胃不舒服，人觉得没力气，主要的原因就在于没有考虑脾胃运化的问题。

现在的医疗大环境不好，抗生素乱用，中药的清热解毒药乱用，所以阳虚的人特别多。阳虚得温补，但对温补药的选择有讲究。见脾阳虚为主，温阳药选择干姜和甘草配合为好；肾阳虚，就得用巴戟天、仙茅、附子等药了。但是现在女性流产的人很多，对于流产后引起阳虚，选择温阳药得用一些既能温阳，又能补肾固精的药为好。一般用桑螵蛸、菟丝子、覆盆子等，但对于见月经量少者还得再配合枸杞子、山茱萸等养精药一起用，要不，达不到补精的目的。身体阳虚的人，气血多郁滞，所以在温阳的同时，还得酌加点通利血脉的药，红花、桃仁、三棱、莪术等一般不用为好，可用鸡血藤、当归等能养血又能活血作用的药为好；阳虚之人，常常会有虚火上浮，这时的活血药就应选择郁金、丹参好了，因为丹参和郁金清上浮之火。对于有瘀阻的病人，温阳药选择鹿角片很合适，因为鹿角片有很好的养精血作用，有温阳作用，还有很好的化瘀散结的作用。

对于子宫肌瘤、子宫内膜增生症、慢性盆腔炎、卵巢囊肿等妇科疾病，虽说主要病机是阳虚瘀阻，但常常还夹有血中伏火。本人常以附子、鹿角片、菟丝子、覆盆子、桑螵蛸、山茱萸、鸡血藤、益母草、皂角刺、郁金、浙贝母、川续断、狗脊等药为核心成煎剂，再另外加三七、蜈蚣、穿山甲等药研成粉末混在膏药里，这样来开膏方，临床效果还满意，比如说一个直径 3cm 的子宫肌瘤，一般吃 2 个月下来，大多能消失。子宫内膜增生症者，也有两三个月吃下来，月经多能正常起来，B 超检查示子宫内膜也正常了。

关节痛的病人，在补气养血的膏药里，加入蚂蚁、蜈蚣、白花蛇、三七等药粉，也多能应手。但治疗关节变形的关节痛，比如类风湿关节炎，必加些化痰散结的药，比如制天南星、皂角刺、石菖蒲等药，否则，关节胀肿，难以消退。对于膏方，阴血虚的用阿胶为好；对于阳虚的人，则以鹿角胶为好了。对于关节痛的人，先多是阳虚，到后来成了阴阳俱虚，以至于阴血虚严重的患者常常见到，主要的原因是现在很多医生，一见到关节炎就乱用活血药，长期吃活血药阴血大为耗伤的所致。

现在虚阳不潜的高血压患者很多，主要原因也是医生的误治，现在很多中医，一见到高血压，就是一路的清肝药来治，伤了肾阳。对于这种情况，本人一般用枸杞子、菟丝子、桑螵蛸、覆盆子、山茱萸、附子、怀牛膝、泽泻、龙骨、牡蛎、磁石、天麻、钩藤、桑叶、麦冬、五味子等药为核心组合来治疗。对于心动过缓，附子的量得加大，再加点桂枝；心动过速的高血压患者，要看舌脉象怎样，如果说舌淡胖、脉数而无力的，还是得以温阳为主；舌红苔少的，要去附子，并且加大五味子和麦冬的用量；如果说病人的心脏肥大了，必用茯苓，量还得大点。

膏方的药是反复久煎而成，所以对于一些同时又有气分病的人，可以通过膏药的煎制方式来纠正。比如说一个中气不足的病人，把补中益气汤用膏方的方式来做，就达不到补中益气的效果，可以用中成药"补中益气丸"，买来研成粉，在快收膏时，加进去就是了。对于长期肝郁不疏的人，也一样可以用中成药"逍遥丸"研粉在收膏时放进去。胃部痞胀的，可以用"左金丸"来合用等，都是可以根据临床变通的。

对于哮喘、肺心病人，可以另外开具宣肃肺气的中药方，常规煎法，用药汁来烊阿胶，再把其他药粉在膏方的药汁浓缩得差不多时放进去，这样治疗哮喘、肺心病时，效果会明显好得多。

义乌朱某，25 年前头部受伤，留下了一个后遗症，2010 年我花了一两个月来治，效果不是很明显。我考虑到"久病入络"，采用膏方治疗。因为中药的反复久煎，可以使药力深入血分，但伤处在头部，又需使药力上达，久煎之药性是下降的，于是我在膏方里放了穿山甲、三七、白芷、川芎、天麻等药粉，在收膏时再加入，取膏药久煎入血分和这些药粉的清升之性，使药力上达于头部，吃了 1 个半月的膏方，竟大见效果。

说到冬天是吃膏方的季节，这是一种误区，也是因为一些商家的市场炒作所造成。膏全年都可以吃。只是在开膏方时得考虑到天气的因素问题。

春天万物生发，金华地处江南，春天又多湿，气温上升又多热，所以春天的金华是一个多湿多热的季节。在春天开膏方，可以加些茵陈，茵陈禀春天升发之性，又有很好的清热利湿作用。

夏天阳气外浮，阴气内潜，所以在用药上得加用人参、麦冬、五味子、干姜等。因为夏天天气炎热，人汗出过多，可用生脉饮以补气养阴，加干姜以温内阳。同时还得再加用苍术、厚朴、砂仁等药来和胃化湿。

秋天大气肃降，雨水少，空气干燥，治疗的重点在于清肺肃气。可以用生脉饮加新鲜梨子、桑叶、百合等药来宁肺养阴。

大自然季节的变化是为了下一个季节作准备。春的升是为了夏的浮华；秋的肃降是为了冬天的收藏；冬天的藏精，是为了春天的升发。所以在开膏方时，时时把握人和大自然的变化规律，这是一个核心理念。只要掌握了这些，其实一年四季都可以吃膏方的。并且很多病，可以反季节来吃膏方。比如阳虚的哮喘病、关节痛、心肺病等等阳虚为患的疾病，在夏天一年最热时吃温补肾阳的膏方，有时能达到更好的治疗效果，这就是中医所讲的"冬病夏治"。

油菜花开了，都说精神病人（俗称疯子）多起来，这主要的原因，是一些肾精亏虚之人，到了春天，气机升发，肾精不能抵制肝之相火，相火上扰心神所致，所以治疗的关键应在冬天万物闭藏的季节大补肾精，肾精足才能生血养肝，相火得潜，油菜花开，也就不会疯了。

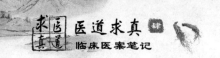

 ## 笔记 46：一例怪病

　　吴某，女，江西人，4岁。2009年3月得一怪病，皮下游走性包块，手按有痛感；两肩背及脖子的肌肉僵硬，手不能上举；走路不时摔倒，并且总是向前摔，摔倒时手不能自主扶地，所以摔倒后额头就直接摔于地面；四肢无力，把患儿俯卧于床上时两手不能有力撑起，腿不能蹲下，捡东西时要跪下；天气气温升高后全身皮肤瘙痒，背肩部的肌肉会更硬；晚上心绪兴奋，睡眠量不足，一天只睡6～7小时，白天则精神萎靡；舌淡苔滑腻；二便可；纳可。从患儿家长带来的上海儿童医院检查报告说明"少量脑积水"。

　　人体是由五脏五大系统和气血所组成的一个有机整体，所以不论什么病，病位总是离不开五大系统和气血；不论什么病，总是离不开阴、阳、寒、热、虚、实、表、里八纲，病因总不外风、寒、暑、燥、湿、火和受伤、虫咬、情绪内伤。人是大自然的产物，身体的情况也和大自然息息相通。春夏天热时人的阳气浮于外，阴气潜于内；秋冬天冷时阳气潜于内，阴气守于外。患儿天热时全身皮肤会瘙痒，是因为阳气太弱、阴气太重。阴阳要平衡，阴气太重，天气一热起来，阴气内潜，阴阳两气不平衡，阴守不住阳了，所以阳气外浮更厉害，导致皮肤瘙痒；风为阳邪，性善走，患儿皮下肿块呈游走性，这是风痰为患；背为阳之府，两肩背的肌肉僵硬，是阳虚不化湿，痰湿阻滞经络，所以肌肉僵硬不软；《黄帝内经》曰："清阳实四肢""脾主身之肌肉"，脾主四肢，患儿四肢无力，是脾气阳两虚；上海儿童医院检查报告"少量脑积水"加上舌淡苔滑腻，都说明了是阳虚不化湿，痰瘀内阻而成。

　　分析：患儿的病在于脾气阳虚，不能化湿而成痰，痰瘀互结而生风。

　　治疗：补气健脾，化痰祛风通络。

> ▶处方：内服方：生黄芪 30g，炒白术 15g，茯苓 30g，陈皮 10g，姜半夏 10g，白芥子 10g，石菖蒲 5g，皂角刺 10g，鸡血藤 15g，炒白芍 10g，桂枝 10g，白僵蚕 10g，制天南星 10g，葛根 20g。

（本方对一个只有 4 岁的孩子来说，已是重剂，望大家别按此方乱吃药。）

> ▶处方：外用方。生黄芪 50g，生白术 30g，防风 10g，桂枝 15g，威灵仙 15g，鸡血藤 30g。

（本方为洗澡时用，药煎液泡澡用）

上方出入加减治疗 20 来天，现在整体情况明显好转。患儿服药 5 天后，即不再摔倒；睡觉时间延长到 10 小时，精神明显好转。治疗 20 来天，头上因摔倒所致的包块开始消失，双手活动灵活，睡眠时间达 11 ～ 12 小时，已正常。皮下硬块开始消退。

按：本病之标为经络瘀、痰、风互结，以至于营养物质不能输送到肌肉，肌肉失养而痿废无力。本病虽说有脑积液，但脑积液不是致病的因素，脑积液是因多次的摔倒外伤所致，治疗的关键在于补气运血为主，配合祛风化痰通络以治标。

本病类似于中医的痿证，是属于西医一种疑难病（重症肌无力）。随着人类对自身免疫系统及神经肌肉的营养作用认识之后，现代医学对中医痿证相类似的疾病有较深入的论述，本病是由运动神经元病、全身营养障碍、内分泌异常而引起的肌肉变性、肌肉结构异常所引起骨骼肌无力。脑积液虽说不是本病的致病因素，但必要消除，否则变症百出，积液（体内一切积液都是一样，比如盆腔积液等）是身体体液代谢紊乱的病理产物，《金匮要略》谓："血不利则为水"，治疗积液必要活血通络。所以治疗以大剂量的生黄芪配合鸡血藤补气运血；白术、茯苓、陈皮、半夏、葛根健脾升举元气，以补后天生化之源；白芍、桂枝调和营卫；朱丹溪说白芥子专消皮里膜外之痰，以治皮下包块（皮下包块，中医称为痰核）；制天南星、皂角刺、白僵蚕、石菖蒲祛风化痰通络。再配合外用药泡澡增强疗效。这样内外合治，疗效更确切。

笔记 47：一例疑难病

刘某，男，5岁，河南人。

金华市电视台"百姓零距离"栏目介绍来的一个疑难病例。母亲代诉：小孩子素来体质差，满月时一次感冒没看好，后来就常年感冒、发热、咳嗽、呕吐、腹痛、胃口不好。求治过上海儿童医院、浙江省儿童医院、南京儿童医院、金华中心医院、金华中医院、金华人民医院等。母亲的细心，把孩子2005年在南京儿童医院就诊的出院记录及后来到处求医的病例、检查报告、中药处方、西药处方等都带着，足足一大袋。

南京儿童医院门诊病历：反复发热8个月，伴尿频，排尿时哭闹，经检查，发现肾结石。X线检查：两肺纹理增强。出院记录：泌尿道感染；支气管炎。

上海儿童医院门诊病历记录：出生后反复呼吸道感染，尿频，常常发热，检查后发热与尿频无关。

浙江省儿童医院门诊病历记录：咳嗽反复4年，低热常存，肛温37.7～37.9℃，平时纳差，有时腹痛，闻异味常诱发咳嗽，乏力，反复呼吸道感染。

金华人民医院门诊病历记录：咳嗽反复3个月，低热，检查后排除肺结核。尿频。B超报告：右肾小结晶。

金华中心医院，胃镜报告：浅表性胃炎，十二指肠球炎；B超：腹腔多发淋巴结肿大；病理诊断书：（胃窦）慢性中度浅表性炎；B超：左肾多发结石。

金华中医院，门诊病历：反复咳嗽7个月。

2010年4月29日，文荣医院一诊。本人通过近150张的血常规检查报告看下来，单核细胞大多偏高，白细胞时高时低，血红蛋白大多处于偏低，血小板偏高。中医处方，大多是清热解毒的思路。患儿面色暗，舌淡，苔腻，咳嗽时咳痰不畅。

病机：脾虚不化湿，痰瘀郁闭于不得宣肃。

治疗：健脾化痰，宣肺止咳。

> ▶处方：党参 15g，炒苍术 10g，茯苓 15g，生甘草 15g，陈皮 10g，紫苏叶 20g，藿香 20g，杏仁 10g，炙麻黄 3g，桔梗 15g，前胡 15g，鱼腥草 20g。3 剂。

分析：患儿虽检查出肾结石、腹腔淋巴结肿大、鼻炎等，但目前最需要解决的是呼吸系统问题。久病身体很虚弱，治疗得以调理脾胃为核心，促进消化吸收功能，所以用变通"异功散"（人参、白术、茯苓、甘草、陈皮为异功散，调理脾胃的基础方），苍术代替白术以增加运脾化湿力度，再加紫苏叶、藿香以助化湿；杏仁、麻黄、桔梗一肃、一宣、一提，以助肺的宣肃功能，排痰止咳；前胡化痰；鱼腥草解毒排痰。

2010 年 5 月 2 日，二诊：患儿咽喉肿痛，体温正常，上方加一枝黄花 20g，3 剂。

2010 年 5 月 6 日，三诊：大雨，按一诊处方加益母草 30g，3 剂。加用风油精外涂。

2010 年 5 月 7 日，晴，天热，小孩子运动后口渴，喝了大量的凉水，病情发作，呕吐严重。

> ▶处方：党参 15g，炒苍术 10g，茯苓 15g，生甘草 15g，陈皮 10g，紫苏叶 20g，藿香 20g，吴茱萸 3g，干姜 10g，半夏 10g，一剂。

（服药后呕吐止，但脸部发热潮红。）

2010 年 5 月 9 日，四诊：纳差，不咳嗽，咽喉不痛，傍晚起面部潮热。吴茱萸 20g，黄柏 10g，肉桂 10g，一剂。研粉，开水冲开后泡脚，30 分钟后脸部潮热消失。

2010 年 5 月 10 日，脸部不潮红。没吃药，按 5 月 9 日方法泡脚。

2010 年 5 月 11 日，咽喉又有点微痛，舌红，苔白腻。

> ▶处方：党参 15g，苍术 15g，茯苓 15g，半夏 10g，陈皮 10g，桔梗 15g，连翘 10g，黄芩 10g，干姜 10g，茵陈 15g。一剂。药液泡脚。

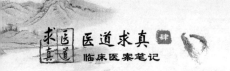
2010 年 5 月 12 日，身体无不适，舌淡红，苔白稍腻。守上方 2 剂。药液泡脚。

2010 年 5 月 14 日，身体无不适，舌淡红，苔薄。其母说孩子早上 6：00 － 9：00 舌苔会厚腻。

小柴胡颗粒（柴胡、黄芩、半夏、人参、甘草、大枣、生姜）和参芪健胃颗粒（党参、黄芪、白术、当归、白芍、茯苓、蒲公英、山楂、紫苏梗、土木香、桂枝、陈皮、海螵蛸、甘草）各 1 小包，早上和中午饭前空腹吃。上方药液泡脚。

2010 年 5 月 20 日，患儿身体无不适，舌正常。按 5 月 14 日方法治疗。

其后 2 年孩子身体一直不错，虽说有天气变化会感冒，但吃点药也就好了。

分析：本病看起来非常不好治，但中医讲"久病必虚"，治疗的关键在于调补，不是去治病，而是治人。

调补人体，关键在于脾肾两大系统。特别是脾胃，病人从满月起重感冒，就一直用药治疗，常年呕吐是伤了脾胃。

身体大虚之人，必从脾胃入手调治，通过脾胃的调补，促进对食物的消化吸收，身体才能逐步好转。李东垣说元气和阴火不两立，元气虚则阴火旺。再加上久用寒凉药，大伤肾阳，肾阳虚，虚火上冲于咽喉，这是病人常年咽喉肿痛的原因，治疗不在于清热解毒，而在于补气潜阳，气补足了，阴火自退；阳下潜了，虚火自守于肾。脾胃为土，肺为金，土能生金，"脾胃一虚，肺气先绝"，肺通窍于鼻，虽说慢性鼻炎，但不能一味通窍，苍耳子等鼻病的专药有耗伤元气的副作用，在这种情况下是不得用的，脾胃调理好了，肺气足，鼻窍自通。

"久病及肾"，肾阳虚败，则无力温脾胃，但阳虚过度，温阳药不太好用，因为阳气过虚而用阳药会起反拒作用（张仲景《伤寒论》中对阳虚严重的情况用猪胆汁和附子合用，也是怕阳虚的人不受附子之温而反拒，引之以猪胆。）

"久病必瘀"，病人血常规显示血小板过高，可以知道病人的血流不畅，但这种瘀，是因虚而致瘀，治疗不在于活血，而在于补养，气血足则血自行。

自我接手治疗本病人起，一直守着脾胃中焦调治。

脚下涌泉穴通于肾，我用药粉开水泡开后泡脚，可以达到温肾潜阳的目的，一样可以达到治疗效果。

小孩子的病情稳定后，不宜长期吃中药煎剂，所以改用中成药来调理。小柴胡颗粒和参芪健脾胃颗粒都有大量颗粒调理脾胃的中药为基础，非常适合孩子的身体。小柴胡颗粒有黄芩，参芪健胃颗粒有蒲公英，这两药可以清上之火，药中有白芍、桂枝、甘草、大枣、生姜，组成调和营卫的著名药方"桂枝汤"，山楂助消化，海螵蛸潜阳。小孩子的身体特点是五脏全而未充，对于久病虚者，这种中成药慢调法最为适宜。

对于久病体虚之人，千万别乱用药，记得岳美中前辈治疗一位慢性肾炎的病人，守方治疗一年之久才治好。治疗思路对了，有方守方，身体自然会好起来。

体虚调理无速效之法，也无巧法，治疗不能急于求成，如求速效，必成坏事。

笔记 48：杂病案例数则

1. 四肢僵直

我的朋友陈伟波的妈妈，52岁，农民。2006年9月4日因四肢僵直住院3天，请我去看。

患者于半年前多食、多尿、多饮，于3日前忽四肢僵直，口干渴，喜冷饮，发热，体温38.5℃，尿黄频急，便秘结。后至云和某医院急诊，诊为高血压、糖尿病、冠心病、低钾血症。经治疗后口渴稍好转，体温正常，但四肢僵直一直如前。院方建议转到丽水大医院治疗。时见患者躺于床上，四肢僵直，精神尚可，但4日来一直没大便，舌红绛，苔干，舌边齿痕明显，脉沉细数，左寸跳动有力，拟养阴通腑。

▶ 处方：生白芍100g，生甘草50g，生大黄10g，枸杞子30g。1剂。

二诊（2006年9月5日）：服药后四肢已能屈伸，大便通，脉稍缓。拟补气阴。

▶ 处方：党参30g，沙参30g，玄参30g，丹参30g，苦参15g，麦冬15g，五味子5g，陈皮10g，白术15g，肉桂2g。5剂。

三诊（2006年9月9日）：精神良好，已行动自如，舌红，苔薄白，脉细缓，拟健脾滋肾。

▶ 处方：党参20g，白术15g，白芍15g，玄参15g，知母15g，枸杞子20g，丹参30g，香附10g，淫羊藿10g，生地黄15g，怀牛膝15g。20剂。

2006 年 12 月上旬电话随访，患者身体健康，精神良好。

2. 眩晕

某女，68 岁，庆元人。患者儿时得痘疹，因余火未清，几十年来一直五心烦热（晚上更甚），近 20 年血压偏高，不时眩晕，失眠严重，多梦。最近 5 年来视物模糊，额角有条筋跳动，腰背酸，多方医治乏效。2006 年 12 月 10 日来余处就诊，见患者形体胖，舌红，苔薄白稍腻，脉弦数。拟滋肾阴，清伏热。

> ▶ 处方：生地黄 20g，枸杞子 20g，淮牛膝 20g，泽泻 15g，菊花 5g，淫羊藿 10g，陈皮 10g，桑寄生 30g，白芍 15g。1 剂。

2006 年 12 月 12 日，患者服上剂后睡眠已明显改善，但不时肠鸣，这是患者脾虚，而滋药太过。拟健脾滋肾、清伏热。

生地黄 20g，枸杞子 20g，淮牛膝 20g，泽泻 15g，菊花 5g，淫羊藿 10g，陈皮 10g，桑寄生 30g，地骨皮 10g，丹参 30g，白芍 15g，白术 15g。20 剂。

2007 年 1 月 5 日随访，患者诸症已瘥，但远期疗效需进一步观察。

3. 慢性肾炎

某男，28 岁，台州天台人，工人。病人先天单肾，2003 年 5 月在当地医院诊得慢性肾炎，后当地医院无法治疗后转院到杭州某大医院进行治疗，住院 3 个月，因经济原因而出院。回当地以草药医治，2004 年 8 月病情再次严重发作，又到杭州治疗，但经医院 2 个多月的治疗，尿蛋白一直得不到有效的控制，出院到杭州某门诊部请中医专家诊治。2005 年 6 月，病人经过 2 年多时间的多方医治，病情始终得不到有效的控制，6 月 2 日我到台州，见患者稍有水肿，腰酸，神疲，乏力，恶风，易感冒，舌淡，苔薄稍腻，脉动沉细稍弦虚。拟健脾化浊，通络解毒。

> ▶ 处方：黄芪 50g，防风 15g，白术 30g，茯苓 30g，益母草 50g，丹参 30g，地龙 15g，蝉蜕 15g。10 剂。

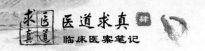

二诊（2005年6月15日）：患者精神好转，舌脉如前。

> ▶处方：黄芪80g，防风15g，白术30g，茯苓30g，益母草50g，丹参30g，地龙15g，蝉蜕15g。30剂。

三诊（2005年8月3日）：患者近2个月来只感冒3次，恶风、腰酸已瘥，舌脉如前。拟健脾补肾，佐以祛浊解毒。

> ▶处方：黄芪100g，枸杞子20g，白术30g，淫羊藿15g，益母草50g，丹参30g，地龙15g，蝉蜕15g。30剂。

四诊（2005年11月25日）：患者自诉服上药60余剂，自觉身体无不适，舌红，脉缓。

> ▶处方：黄芪100g，枸杞子20g，白术20g，淫羊藿15g，益母草50g，丹参30g，地龙10g，蝉蜕10g，香附10g。

嘱其如没有不适，以此方连服150～200剂。

2006年8月初电话随访，患者已能正常工作，但一直不敢到医院做检查，自觉这一年多来身体没有不适，嘱其注意休息，工作不要过度。因慢性肾炎是一种本虚标实之慢性、长期性的病，本病的虚是脾肾两虚，标实是湿、毒、瘀互结，实不易治。本病经一年多时间的诊治，病人虽自觉身体已无不适，但还没有得到进一步的核实，病情是否已真正的痊愈未知。

4. 青光眼

2006年10月10日，母亲忽头胀痛如裂，右眼失明，严重呕吐，经西医诊为眼压增高，后经甘露醇等西药治疗，头胀痛、呕吐有所缓解，右眼失明如旧，医院建议到大医院做手术。2006年10月13日余诊，自诉头重如有重物内置，不时呕吐，舌色黯，苔薄，口苦，脉沉细濡。拟化湿。

> ▶ 处方：白术 20g，茯苓 30g，泽泻 30g，半夏 10g，厚朴 10g，大黄 5g，藿香 10g，生姜 15g。1 剂。

二诊（2006 年 10 月 14 日）：母亲自诉头重明显减轻，呕吐、口苦亦好转，但身体乏力，舌脉如前。

> ▶ 处方：白术 20g，茯苓 30g，泽泻 30g，半夏 10g，厚朴 10g，党参 20g，藿香 10g，生姜 15g。1 剂。

三诊（2006 年 10 月 15 日）：头重再减，稍有呕感，口苦已瘥，视力稍有改善。拟和中化痰。

> ▶ 处方：白术 20g，茯苓 30g，苍术 15g，半夏 10g，厚朴 10g，党参 20g，藿香 10g，僵蚕 15g。1 剂。

四诊（2006 年 10 月 16 日）：头重、呕吐已瘥，视力有所改善，舌脉如前。拟和中。

> ▶ 处方：白术 20g，茯苓 20g，苍术 15g，半夏 10g，厚朴 10g，党参 20g，藿香 10g，僵蚕 15g，丹参 20g。5 剂。

五诊（2006 年 10 月 21 日）：右眼稍有异物感，见右眼有一白膜，视物模糊，脉沉细，舌如前。

> ▶ 处方：白术 20g，茯苓 15g，苍术 10g，半夏 10g，当归 20g，党参 20g，僵蚕 15g，丹参 20g。5 剂。

六诊（2006 年 10 月 22 日）：视力如前。拟健脾养血。

> ▶ 处方：白术 20g，茯苓 15g，枸杞子 20g，半夏 10g，当归 20g，党参 20g，僵蚕 15g，鸡血藤 20g。20 剂。

七诊（2006 年 11 月 15 日）：视力已明显提高，只是视物稍有模糊，舌红，苔薄，

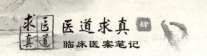

脉沉细。拟健脾养血，佐以补肾。

> ▶ 处方：白术 20g，茯苓 15g，枸杞子 20g，淫羊藿 10g，当归 20g，党
> 参 20g，僵蚕 15g，鸡血藤 20g。20 剂。

药后母亲诉视力已正常。

上数例病案，是本人正式行医前的病案，现在回头来看，发现了很多问题，对于辨证和用药方面还有很多的不足，特别是对重症，治疗药量不足，主要的原因是当时的技术水平相对较差些，心里不定，不敢下大药。对于整个病情的整体把握也还相当不足，诊断时只看到主证，没有看到兼证、夹证、变证等问题。

比如眩晕案中，就没有考虑到脾胃的运化问题，只看到病的一个点，没有看到病的全面性，核心病机是找到了，但其他的问题没有顾及，所以吃了药后出现中焦受损的情况，就算是在核心病机的用药上也欠妥当。慢性肾炎病案，风药用得太过，后期的治疗固肾方面力量太弱。对于母亲的青光眼治疗，更是差劲，一诊时如果用党参 30g，白术 20g，茯苓 100g，泽泻 30g，半夏 30g，厚朴 20g，大黄 10g，天麻 20g，鸡血藤 50g，白僵蚕 20g，地龙 20g，生姜 15g，效果应该就完全不一样了。方中少了通络活血之药，逐湿药的力度也大大不足。

2011 年 3 月份，陈法总看到我以前的病案，说我用药轻灵，和现在的风格完全不一样。主要的原因是以前我对中医的把握度不足，用重药时心里怕怕的没有底气，治疗大症时显得力不从心。现在我常常带陈法总和文敏去医院里会诊，见的多是疑难重症，陈法总常常会说无从下手，这说明了陈法总在不断的进步，和治学上的用心度。

笔记 49：中毒后神经炎

曹某，女，39 岁，金华市区人。2009 年 6 月因月经 2 个月未行来九德堂名医馆诊于我。问其 15 年前因误服农药致神经炎，两踝关节的韧带活动无力，脚不能钩起，行走很不方便。舌淡红，苔薄，脉细弱稍沉。

拟：补气活血，促月经

> ▶ 处方：生黄芪 100g，鸡血藤 50g，香附 15g，菟丝子 30g，枸杞子 30g，当归 20g，桑寄生 50g，川续断 30g，巴戟天 30g，淫羊藿 30g，怀牛膝 30g，蜈蚣 2 条。5 剂。

二诊：月经未至，但觉踝关节里有虫子在爬。原方再服 5 剂。

三诊：服药 3 剂时月经至，色暗，大块血块排出。舌淡红，脉弱。

> ▶ 处方：生黄芪 100g，鸡血藤 50g，香附 15g，炒白芍 30g，枸杞子 30g，当归 20g，桑寄生 30g，川续断 30g，威灵仙 15g，独活 15g，怀牛膝 30g，制天南星 15g，蜈蚣 2 条。10 剂。

四诊：踝关节处一直有虫子爬的感觉，但功能和原来差不多。舌淡红，脉稍数。

> ▶ 处方：生黄芪 100g，鸡血藤 50g，香附 15g，菟丝子 30g，枸杞子 30g，炒白芍 20g，当归 20g，桑寄生 50g，川续断 30g，巴戟天 30g，淫羊藿 30g，威灵仙 15g，怀牛膝 30g，制天南星 15g，蜈蚣 2 条。15 剂。

五诊：月经 2 天前至，脚能稍稍钩起，走路觉得比原来轻便，舌红，脉弱，稍数。

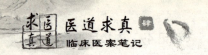

> ▶处方：生黄芪 100g，鸡血藤 50g，香附 15g，菟丝子 30g，枸杞子 30g，炒白芍 20g，当归 20g，桑寄生 30g，川续断 30g，威灵仙 15g，怀牛膝 30g，制天南星 15g，蜈蚣 2 条。5 剂。

上方出入治疗近 3 个月，患者行动显著轻便起来，脚也能较大的幅度钩起来了，但和正常人的脚还是有差别。这病要完全恢复到正常人不太现实。

按：病人月经 2 个月未行，并有腹痛等症出来，说明是气血虚弱。关节活动不利十几年，"久病必虚"，所以治疗得以补为主。生黄芪、鸡血藤、枸杞子、当归补气补血活血；"经血出诸肾"，菟丝子、桑寄生、川续断、巴戟天、淫羊藿、怀牛膝补肾温阳，促进子宫内膜的软化，枸杞子合用则可达到阴阳并补、阴中求阳的目的，使药不过温，并且通过补肾方式以达到大生精血的目的，使血足而经水得行；肝主筋，肾主骨，肝肾补足则筋骨关节得利；患者关节的病情长达十几年，一般的草木药不能通达经络，必用虫类药来搜剔，加蜈蚣 2 条和生黄芪、鸡血藤、当归等合用，取王清任的补阳还五汤之意，使气壮血行，气血通畅则得愈。但理论虽如是说，临床治疗总是会有差别，对于此病，我只能治疗到上面的情况了。

笔记 50：中风后遗症

案一 吴某，男，丽水云和人。

素来脾气急躁，患高血压 12 年，2006 年 2 月因脑出血，经医院抢救，出血控制，但留下半身不遂，经中西医治疗几个月无寸功。经人介绍求治于我。见患者躺于床上不能转身，体胖，舌胖嫩多津，两边瘀紫，苔厚腻，脉弦数濡，两尺重取全无，问得大便秘结，患肢疼痛。

拟：**通腑逐痰**

> ▶处方：枳壳 15g，厚朴 15g，生大黄（后下）15g，怀牛膝 30g，枸杞子 30g，肉桂 5g，全瓜蒌 30g，竹茹 20g，石菖蒲 15g。2 剂。另加鲜竹沥，每次 20ml。每天 3 次。

二诊：患者大便得通，患肢稍可活动。舌脉如前。原方再进三剂。

三诊：患者可起床，舌苔稍退，脉弦数濡。

> ▶处方：党参 30g，生白术 30g，苍术 20g，茯苓 30g，半夏 20g，制天南星 20g，石菖蒲 15g，全瓜蒌 30g，怀牛膝 30g，肉桂 5g，枸杞子 30g，生大黄 30g，蜈蚣 2 条。10 剂。

四诊：舌苔大退，脉弦数濡。患者在人手扶下可行走几步，但患肢疼痛稍减。

拟：**补气活血，化痰通络**

> ▶处方：生黄芪 150g，当归 30g，鸡血藤 50g，制天南星 20g，怀牛膝 30g，巴戟天 30g，枸杞子 30g，生白芍 20g，苍术 20g，茯苓 30g，赤芍

15g，石菖蒲 15g，蜈蚣 2 条。10 剂。

五诊：患肢力量增加，疼痛已不明显。上方加减治疗。

期间鲜竹沥用了 2 个月，其他药物还用了杏仁、桃仁、水蛭、地龙、白僵蚕等。经治疗 9 个月，患者支一拐杖自行走路，生活可以自理。但舌边上还有瘀斑没化尽。

案二 赵某，男，76 岁，东阳魏山人。

2009 年 5 月九德堂诊，患者儿子和他的一个亲戚抬来。儿子代诉，2008 年 5 月因脑出血在东阳某医院急救，后遗半身不遂，患肢重痛难受，不能言语，在东阳某中医处中医治疗，无效。2008 年到杭州某名中医处医治 3 个月也没有明显效果，后经人介绍来金华问诊于我。刻下：见患者患肢大脚趾红肿热痛，问知是得痛风，血常规示血糖偏高，血尿酸高。大便稀溏，舌红多津，苔黄厚腻，舌边瘀青，脉弦濡。

拟：清热利湿，化痰解郁

> ▶处方：生薏苡仁 300g，土茯苓 100g，忍冬藤 30g，鸡血藤 30g，海风藤 30g，青风藤 30g，络石藤 30g，石菖蒲 15g，苍术 30g，厚朴 15g，香附 15g，制天南星 20g，桂枝 15g。20 剂。

二诊：患者疼痛大减，扶着可以下地，脚趾肿痛已退。舌红多津，苔薄腻，脉弦濡，稍按无力。

> ▶处方：生薏苡仁 300g，土茯苓 50g，虎杖 30g，鸡血藤 30g，海风藤 30g，青风藤 30g，石菖蒲 15g，苍术 30g，厚朴 15g，香附 15g，制天南星 20g，桂枝 15g，生黄芪 50g，蜈蚣 2 条。20 剂。

三诊：患肢活动能力大增，只是没力气。舌红多津，苔薄，脉弦濡，重按无力。

> ▶处方：生黄芪 150g，生薏苡仁 100g，土茯苓 50g，虎杖 30g，鸡血藤 30g，海风藤 30g，青风藤 30g，石菖蒲 15g，苍术 30g，厚朴 15g，香附 15g，制天南星 20g，桂枝 15g，蜈蚣 2 条。20 剂。

四诊：患肢力量大增，自己支一拐杖能行走，但不耐劳。舌红多津，舌边整片瘀青已成为瘀点，脉弦濡，重按无力。

▶ 处方：生黄芪 200g，生薏苡仁 100g，土茯苓 50g，丹参 30g，鸡血藤 30g，海风藤 30g，青风藤 30g，石菖蒲 15g，苍术 30g，厚朴 15g，香附 15g，制天南星 20g，桂枝 15g，蜈蚣 2 条。20 剂。

2009 年 7 月中旬再次来金华，支一拐杖行走已较方便，再以补阳还五思路加味进行治疗。

按：自《黄帝内经》对中风已有不少记载，当时在认识上以症状为主，治疗则重针灸。至汉代《伤寒杂病论》始定名为中风。但是从秦汉直至隋唐，始终认为本病病因以"虚中外风"为主，治疗多用祛风、扶正的方药，一直没有多大的突破。宋、金、元时期，对中风病因进行了较为深入的探讨，非风学说兴起，认为本病的发生与火气痰虚有关，非独外风所致。至明代，内风为主的病因说得到肯定，从而推动了治疗的改革，出现顺气化痰、健脾益气、养血活血、补肾滋阴等新的治法和相应的方剂，并开创闭脱救治。至清代以后，对本病的病机有更深入的研究并趋于完善。从本病的发病及症状上来说，中风病机则可归纳为痰、风、火、瘀、虚病情复杂而多变，治疗也很是棘手。

第一案病人，症见热痰互结，腑气不通，是最主要的症状，急则治标，治疗得以通腑逐痰为主，使热痰得除，则气机通畅。然病人总来说还是身体大虚，所以治疗随着热痰的逐排，而适当加扶正药，扶正主要在于脾肾两脏，脾肾旺才可从根本上把痰湿得以消除，最后以补阳还五之意，大补气血而收功。

第二案病人，有痛风的存在，这在治疗时也不得不考虑，观痛风的病机也是湿痹，除湿也是治疗的关键，生用生薏苡仁和土茯苓以逐湿，使尿酸得以及时排除，加上五藤以通络，使经络得通，患肢功能得以改善。最后还是以扶正补虚来调理。

本人治疗过中风后遗症十几例，总体效果还不错，综观病机总是离不开痰、风、火、瘀、虚这几样，只是病人病情的变化有侧重，身体虚是根本，病情上往往痰、风、火、瘀互结，但治痰是重点，本人认为治疗本病，必要化痰，痰不去则瘀血不能化，痰瘀互结则风火有所依附，痰去则风火也随去大半，瘀血也就易化。

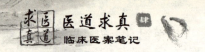

　　至于说到化瘀，本人认为三棱、莪术等破血药应少用，因为瘀血内存，不能在短时间内化除，得有一个过程，病人身体大虚，如果过用猛药，往往欲速则不达，还会有很多的不良反应，加重病情。观张仲景的几个活血化瘀方，多选用一些活血、理血等药性平稳的药，并且用时也大多参用了扶正药品。对于大黄䗪虫丸，虽说用了几味动物药，药性虽较猛，但制成了丸剂以缓攻，不是猛攻。王清任的活血化瘀方，则更有特色，气血并调，并且对于补气活血很有特色，本人善于运用生黄芪，经验也是从王清任的《医林改错》中得来，对于很多慢性病，一方面是身体很虚，一方面是气血不通畅，以王清任的这一思路治疗实可大开生面。对于中风，王氏也有大篇幅的论述，并创补阳还五汤，对于中风后遗症，特别是功能的恢复期来说，运用本方的思路加减治疗，实有很好的效果。本人治疗伤科后期功能不好的，一些体内有硬块的疾病（比如子宫肌瘤等），一些慢性炎症，都以这一思路来治疗，效果确切。但对生黄芪一药，基本用到 100g 以上，量少则不得力。但超大剂量运用生黄芪，用不得法也会出现不良反应，特别对于阳虚的老年人，用多了会使下焦之阳上升，脾胃不好的人会虚不受补，出现肚子胀，我学生陈法总，4 年前在温州也以我的思路治疗过一位宫颈糜烂的病人，出现腹胀痛欲死的情况，运用时还是得注意。

笔记 51：中风重症一例

某男，68 岁，金华兰溪人，2011 年 5 月 21 日中风，送到浦江人民医院治疗。

2011 年 5 月 23 日下午，病人的外甥施建国先生说病人住院后病势加重，早起就不省人事了，病势严重。我们一起到浦江人民医院，找到主管医生。主管医生说病人是脑干血栓，无法进行手术。我见病历上的诊断为：高血压、脑干血栓、肺部感染。病人已有脑疝出现，但西医治疗也没有什么好的法子。见病人昏迷，无法见到舌象，诊脉得左脉沉实，滑而有力，右脉偏虚，右关虚甚。

> ▶ 处方：党参 20g，白术 20g，茯苓 100g，半夏 20g，生大黄 10g，厚朴 20g，地龙 20g，白僵蚕 20g，石菖蒲 20g，怀牛膝 30g，鸡血藤 50g，丹参 30g，川芎 10g。3 剂。

治疗中风，首辨得辨"脱症"和"闭症"，脱是病人的元气大亏，精气神溃散，病人见撒手遗尿、人命将走的表现。闭则是痰火瘀阻于脑，病人见人事不醒、高热不退等实邪闭阻于内的表现。

重庆文敏来金华跟我学中医，我对该病人进行分析：这病人所表现出来的是严重的闭症，治疗的核心必要把上冲于脑的痰火速降，病人才有生机。方中的茯苓、生大黄、厚朴、怀牛膝四药合用，意在速降上逆之痰火。从现代医学来说，病人的昏迷等一系列的临床表现是血栓阻塞了脑干的血管，继而产生水肿，造成了脑干局部的压力过大。脑干是人的生命中枢，此处的压力过大，就会影响人的生命，极易死亡。所以本人针对这种情况，在用药上重用茯苓，也就是为了利尿而缓解头部的压力。再结合生大黄、厚朴、怀牛膝等药，通降的力度就会大大加强。从整体病机来说，该病总是以不通为患，所以治疗上通血络之品必不能少。于是加用了地龙、

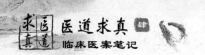

白僵蚕、鸡血藤、丹参、川芎来通络。这种情况，中医称为痰迷心窍，故再加石菖蒲开窍化痰。

文敏问我，病人是血栓阻于脑干所致的，为什么不加大川芎的量。因为病人生命到了万分危险的地步，虽说是瘀血内阻，但是因瘀血所导致的脑疝才是最致命的，治疗以保命为上，别无他想了，酌用川芎，只是为了加强通络的效果，而不能作为主药来用。

2011 年 5 月 24 日傍晚，施建国来电话，说他舅舅吃了一剂半药后，人的神志有些清楚，问他有点反应，也知道疼痛了。

2011 年 5 月 25 日下午，施建国带我去浦江人民医院再诊，学生文敏同行。一进病房见病人神志已很清醒，施建国的表弟也是满脸笑容，见自己的父亲死里逃生，每人都会开心啊。他表弟说患者自 23 日晚上鼻饲中药后，24 日早上就有知觉。我看患者舌象，见舌胖黯，边上多瘀斑，苔白厚腻。脉弦滑有力。

> ▶ 处方 1：党参 30g，生白术 30g，茯苓 100g，厚朴 20g，枳壳 20g，生大黄 10g，姜半夏 20g，胆南星 15g，怀牛膝 30g，丹参 30g，生栀子 10g，郁金 20g，地龙 20g，白僵蚕 20g，石菖蒲 20g。3 剂。
>
> ▶ 处方 2：党参 30g，生白术 30g，茯苓 100g，厚朴 20g，香附 20g，生大黄 5g，姜半夏 20g，怀牛膝 30g，炮山甲 5g，当归 20g，郁金 20g，地龙 20g，白僵蚕 20g，石菖蒲 15g。5 剂。

这两个处方，第一个先吃，用了小承气汤来通腑以逐痰瘀火，使上逆之痰火速降，虽说病人现在没有生命危险了，但六脉滑数，加上这两天的气温上升，所以又加了生栀子和郁金，以增加清火的力度。再吃 3 天，病人的痰火上逆就能大去。病情的转变，治疗也要随之转变。再吃第二方，第二方的寒凉之性比第一方要轻。因为病人见舌胖，可知病人是素体阳虚之人，所以治疗上应顾护阳气。

从病人的发病情况来看，先是病人素体阳虚。阳气一虚则无力化湿、运血，从而痰瘀互结。夏天阳气上浮，内阻的痰瘀也开始化热而上浮。几天前，金华地区突然降温 10 余度，人的腠理（毛孔）郁闭，内热不能外散，于是上冲而致中风。

文敏问我为什么连着三方都以重用茯苓来治本病，我做如下分析：治疗以急则治其标，虽说病人阳气大虚，但此时的治疗以保命为上，《神农本草经疏》提到治火在于降气之法，所以在选择用药上，以降气和化痰为主。重用茯苓，一则祛湿化痰，二则利尿可以通阳，时值夏天，气应外浮，阳气一通，也可降火。

2011 年 6 月 10 日患者出院，施建国带患者的表弟来金华找我开方，见患者舌嫩红，中根苔白厚腻。左肢不能动。

▶ 处方：生黄芪 100g，茯苓 50g，怀牛膝 30g，胆南星 20g，生大黄 15g，姜半夏 20g，鸡血藤 50g，丹参 20g，白僵蚕 20g，地龙 20g，香附 20g，穿山甲 10g，石菖蒲 15g。10 剂。

后来施建国说他舅舅可以起来走路了，但要有人扶，又以上方出入治疗。

2011 年 7 月 10 日，施建国说他舅舅现在情况较好，就是行动不太方便。

笔记 52：直中重症

张某，男，42 岁，农民，丽水庆元人。2005 年 7 月接诊，患者自诉 10 天前去田里打农药，后来口渴，在田间喝了几大口冷水，回来后上吐下泻，吃民间草药止不住，租车到庆元医院治疗，医院诊为农药中毒，洗胃后患者精神顿挫，但吐泻不止，诊为肠伤寒收入传染科住院。住院期间医院里的抗生素几乎都用遍，病情没法控制，其家属请我一诊。见面色苍白，舌淡几无血色，脉散，患者每日排尿不到 200ml。急叫其家属买别直参 1 支（约 30g 重），红糖 100g，老生姜 200g，煎水少许，慢慢冷服。服后吐止，腹泻一样不减，但病人精神好转。1 个小时后再拟补气固脱。

> ▶ 处方：别直参（另炖）30g，炮附子 30g，干姜 30g，老生姜 50g，炙甘草 30g，仙鹤草 100g，石榴皮 30g，乌梅 30g，炒白芍 20g，茯苓 30g。1 剂。

再以葱白和老生姜炒热外敷肚脐及腹部。

次日二诊，患者服药后腹泻次数稍减，尿量稍增。舌淡，脉虚大。

> ▶ 处方：生黄芪 50g，党参 50g，生白术 30g，茯苓 30g，炙甘草 20g，炮附子 30g，干姜 30g，仙鹤草 100g，石榴皮 30g，柴胡 5g，升麻 5g，乌梅 30g，炒白芍 20g。1 剂。

三诊：患者腹泻次数又减少，初起稍稍能成形，臭味不浓。舌淡，脉大。上方再进一剂。同时在百会穴稍涂点风油精，按摩 5 分钟。每日 3 ～ 5 次。

四诊：患者精神明显好转，大便已能成形，因经济条件要求出院，我开中药方中医治疗，舌稍转红，脉虚大。

> ▶处方：生黄芪 100g，党参 50g，生白术 30g，茯苓 30g，炙甘草 30g，炮附子 10g，干姜 30g，仙鹤草 50g，石榴皮 30g，柴胡 5g，升麻 5g，乌梅 30g，炒白芍 20g。

上方出入调理 1 月余痊愈。

按：本案是直中案，"直中"出自《伤寒论》，主要讲的是一个人的身体向来阳虚，又遇上很强的风寒，风寒之邪就长驱直入进入人体的深处，张仲景是以大剂量的附子来温通，并创了四逆汤等名方来治疗。本案病人也是着寒邪，但所中的路径不一样，是因喝冷水直接伤中，其实也是直中。夏天人的阳气浮于外，身体内的阴气相对重，在田地里干活久晒，身体全身气血快速流动，阳气充于体表四肢，五脏的阳气很弱，大渴喝冷水，真伤中焦之阳气，使中焦的气血不得通畅，气机不通则冷水不能下消，则上逆而呕吐。寒性下趋，中阳受损则下泻。用老生姜以温中，加红糖甘缓以辛甘化阳，糖、姜合用有很好的温中健中作用。并且生姜有很好的止吐作用，所以服后中阳得温，上逆之呕吐得止。1 个小时后再以大剂的补气温阳药来固脱，别直参（另炖）、炮附子、干姜、老生姜、炙甘草补中温阳；仙鹤草、石榴皮止泻固肠；吐泻为急症，最易伤人之阴阳，所以加乌梅、炒白芍敛阴，使阴气得固；茯苓利小便而实大便。再配合外用的姜、葱炒热外敷腹部，内外合治，使阳气得以骤复。二诊，患者吐止，只有下利，再配合点揉百会穴以提下陷之气。夏天多食冷物，冷物最易伤阳而腹泻。前天我丽水云和师弟半夜来电，说他父亲因食冰啤酒腹泻，在当地医院里打点滴，治疗没效果，我嘱其一次性泡服中成药"温胃舒"5 包顿服。昨日早上来电，说药后 1 个小时腹泻得止。

笔记 53：重症肺炎

2010 年 2 月 27 日，金华文荣医院接诊一位病人，75 岁，重症肺炎。

急诊科接手后，马上进入重症监护中心（ICU），用了 2 天的西药，炎症控制，但渗出大量的痰，无法排除，气喘严重，心律失常，呼吸科请我会诊。王主任说："病人的炎症是消了，但是肺里大量的坏死组织没法去除，用仪器吸不出来。这样下去，病人不死于败血症，也会死于呼吸衰竭。这种坏死组织，以你们中医来说就是痰吧，应该怎样处理。"

病人是高年之人，体质较差，因洗澡后被冷风吹后着凉。这种严重的着凉感冒，以中医来说，就是"伤寒"。3 月 2 日见到病人，神志不清，有时会烦躁，不能问诊，只有通过听诊器和观看病人外在的神色来诊断下药。

病人大量的痰液渗出，治疗的关键在于宣肺排痰。痰不去，则无法保命。肺主宣肃，肺气不肃则咳嗽，肺气不宣则痰必闭阻于肺，影响呼吸。

> ▶ 处方：麻黄 5g，杏仁 15g，生甘草 15g，桔梗 15g，炒苍术 30g，茯苓 30g，陈皮 10g，半夏 15g，鱼腥草 30g。1 剂。鼻饲给药。

麻黄宣肺，杏仁肃气，桔梗提气，这样一宣、一提、一肃，肺气通利则能排痰；病人用了较多的抗生素，脾胃不好，运化失健，痰才会源源不断的生成，所以用苍术、茯苓、陈皮、半夏运脾祛湿以断之化源；考虑伏火的问题，所以加用生甘草、鱼腥草，这两样一方面是起到解毒作用，且两味药也有很好的排痰作用。

2010 年 3 月 3 日病人肺中之痰液锐减，因撤呼吸机时情绪烦躁，用了氯丙嗪，心率下降为每分钟 55 次。邀我中医会诊。脉沉弦稍数。

▶处方：麻黄 5g，杏仁 15g，生甘草 15g，桔梗 15g，炒苍术 30g，茯苓 30g，陈皮 10g，半夏 15g，葶苈子 15g。1 剂。

本方加用葶苈子，一是加强逐痰，痰去则心的运血功能可加强，再有本药有很好的强心作用。药后 1 个小时，心律 65 次/分钟，血压 115/72mmHg。已无生命危险。

今天早上再至 ICU，病情稳定，二诊方再吃 1 天。

分析：重伤寒初起，见恶寒，发热，无汗等症时，往往一剂麻黄汤，汗一出就会好；如果因上呼吸道感染而用清热解毒药，则寒邪闭于内，治不了病，反而会加重病情；如果外寒过重，体内的热气不能外散，内热重了，就会形成内热外寒的病机，此时可用《伤寒论》里的"大青龙汤"（麻黄汤加生姜、大枣、生石膏组成）解外寒清内热。通过西药发汗过，本案病人表邪已解，但因西药的发汗药大多为非甾体类清热药，也是寒性的，虽说已发汗，但郁闭于内的热不能外达，郁热过重，就成了肺炎。有炎症，也就是说局部会有大量的坏死组织，还有液体渗出，这就是为什么肺炎会有大量的痰。过多的痰会严重影响肺泡的气体交换，于是血液中的氧气就会大大的减少，从而影响心功能。本案因病人内热过重，所以去桂枝之热；因痰多，所以加苍术、茯苓、陈皮、半夏、桔梗等药来化痰排痰。病人情绪不宁，重用茯苓还有很好的宁神作用。

二诊：病人的痰是明显好转，因用镇静药氯丙嗪而使心率下降，把一诊的鱼腥草换成葶苈子，作用有二，一是葶苈子的去痰湿作用很强，可以加强排痰效果；二是葶苈子有很好的强心作用。

几天后病人病情稳定，行抗生素治疗。2010 年 3 月 8 日请我会诊，说病人腹胀气，有少量腹水，在用西药的利尿药，同时配合白蛋白。

抗生素，从中医的角度来说是寒凉的。因为本人在临床治疗中发现，常常会有人吃了抗生素后，舌苔厚腻，舌质变淡，脉也会沉，胃口不开，消化不良，严重的会胃痛。全是一派脾胃虚寒的表现，吃些温中健脾胃的中药，症状会马上好转，所以本人认为抗生素是寒凉的药。

该患者也表现为一派脾胃虚寒的症状，并且腹胀严重，拟健脾温中化湿。

▶处方：黄芪 30g，炒苍术 30g，藿香 20g，厚朴 15g，半夏 15g。3 剂。

2010 年 3 月 11 日上午查房，病人腹胀已瘥，胃口开，体力好转。

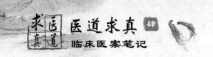

笔记 54：重症郁病

2012年6月25日，我在杭州办事，安徽学生程远洋来电话，说他有一个亲戚得了怪病，他的亲戚本是学医之人，但病治了很久没治好，病人从上海过来请我诊治。我见病人形体瘦，神疲，面色苍白略有青暗。病人自诉一直觉得胸腹腔热，心烦，恐慌不睡。月经后期，舌淡黯有瘀斑，舌面有痰线。脉沉细弱，稍弦涩偏数。我细问病人，自诉流产过2次，其中一次刮宫大出血，几乎休克，但流产后一直没有调养身体。病人的面容看起来稍青暗。

我细问病人的发病和治疗经过，下面是病人自己整理的一份"病情经过"。

2008年2月，经受一次大的惊吓，随后出现别人背后大声说话即觉恐慌（甚至稍微大点声响都会吓得浑身哆嗦），加上长期情绪处于抑郁状态，在惊吓后一直悲伤，从2月一直到4月都是一周以上入睡一次，还得靠催眠药辅助，一次睡眠也仅仅三四小时，中间还会惊醒，噩梦不断，梦境离奇，加重恐惧心理，每到夜里就会惊恐不安，不敢入睡，出现拒绝睡眠的心理，作息时间颠倒，每日上午天亮后可稍微入睡1～2小时。特别怕晚上天黑，高兴见到太阳光。

长期饮食不规律，饥一餐饱一餐，很难做到一日三餐，所以胃气很虚，胃口越来越差，常常出现不吃也感觉不到饿的情况，但是有时刷牙会恶心，呕吐出一些黏痰，黏痰吐后就觉得胃部舒服，否则就觉得胃里痞塞难受。

人受惊吓后就变得耐受力和毅力都很差，斗志减弱，时时惊恐不安，记忆力下降，注意力不集中，容易分神。

一年以来，自觉肚脐到心下跳动，经常有明显的肠鸣声或水声，春节前，双腿外侧感觉很热，到了夜里人就觉得很兴奋，无丝毫疲倦，日夜如此，几日不睡亦是如此，但胃口随之越来越差。一直觉得口干，但不想喝水，口中黏腻。5月底出现

不能平卧，平卧则心悸、心慌、胸闷，6 月 9 日出现晕厥感觉，自己挤压十指井穴，
浑身汗透，触摸腹部觉得有包块，左脐至左心下沉闷，胃部沉闷，不能饮食饮水。
每天夜里 12 点开始发作，四五点钟最严重，发作时有气体从右髂前上冲，从小腹
处开始左转，感觉气体像是在肠里转，后来觉得胃胀，这时用手按胃部觉得紧，胸
腔至咽喉也发紧发沉，呼吸不畅。感觉有气从小腹和头顶外出，脚底有凉气入内，
双肋以下发空，感觉很轻。6 月 10 日，人感觉虚脱，针刺双太冲、合谷无针感，
十井不见出血点。左侧腹部手按有块。觉得气由下往头上外出。右脉寸部浮紧，关
至尺部沉弱；左脉细弱无力。

> ▶ 此时采用中医治疗：桂枝 20g，白芍 12g，茯苓 20g，炒白术 20g，
> 炙甘草 10g，生龙骨 12g，生牡蛎 12g，当归 12g，半夏 15g，黄连 9g，茯神
> 12g，远志 12g，合欢花 12g，首乌藤 12g，淡竹叶 12g，3 剂后，去淡竹叶、
> 黄连。

开方医生说是奔豚，中下阴寒水上冲，兼有心肾不交。服药后心下轻松，心神
不宁有所缓解，只有几次水样大便，服药时刚来月轻，虽服药，但月经还是咖啡色
（自从受惊后，就出现月经量少，质干黑）。自觉服药后有一股热气从前胸延伸到后
背，人很舒服。但每次服药都要出大汗。到 6 月 14 日，可以一次喝一小碗粥，晚
上 11 点可以入睡，到半夜 12 点半醒，人开始难受，煎药喝，到凌晨 5 点钟呕吐一次，
吐出药汁和黏痰，吐后人感觉舒服很多，但胸口依然闷，脉像有缓和，到 6 点多胸
胁两侧胀，后颈很紧，像被束缚一样。

> ▶ 换方：柴胡 12g，半夏 15g，黄芩 9g，生姜 9g，吴茱萸 12g，佛手
> 12g，桂枝 20g，白芍 12g，茯苓 20g，炒白术 15g，炙甘草 5g，生龙骨 12g，
> 生牡蛎 12g，葛根 12g。

6 月 16 夜，胸闷延至后背，饮食及喝药后胃很沉紧，而且每次都是夜半开始发作，
到早上四五点最严重，六七点后开始缓解。

> ▶ 又换方：柴胡 12g，半夏 15g，黄芩 9g，生姜 9g，吴茱萸 12g，佛手 12g，桂枝 20g，白芍 12g，茯苓 20g，炒白术 15g，炙甘草 5g，生龙骨 12g，生牡蛎 12g，葛根 12g，薤白 12g，枳壳 9g，干姜 9g。

6月17日，开始感觉好转，能吃2个包子和一碗粥，可以入睡。虽说还是时时惊悸，但平躺下时的心跳可以忍受。

6月18日，睡的时间可以从下午5点睡到夜里1点多。

6月19日，闻到药味就恶心。从6月10日开始服药，出现了流清鼻涕、咳嗽等症状。这时后颈紧和后背沉消失，胸腔到咽喉发紧的症状改善，心神不宁改善，但胸肋胀一直存在，病情仍是夜半到早上四五点钟加重，但程度较原来缓解。舌苔腻而薄黄。

6月20日，出现双膝隐痛无力，左侧脑鸣加重。

6月23日，病情出现反复，气体在体内转动厉害，两肋胀得厉害，打隔、嗳气不止，从胸腔到咽喉发紧，而且左侧沉重感明显出现，呼吸不畅。咳嗽则恶心，口中黏痰不断，两肋极胀，身体后面，左侧从腰到后脑出现胀痛，不能坐、不能靠、不能卧。自觉整个身体里面都是热的，心烦、心悸、心神不宁，左脐和心下跳动不定。23日上午，整个人很虚弱，开始再现随时都会晕厥的情况。

> ▶ 换方：柴胡 12g，半夏 15g，黄芩 9g，生姜 9g，吴茱萸 12g，佛手 12g，桂枝 20g，白芍 12g，茯苓 20g，炒白术 15g，炙甘草 5g，生龙骨 12g，生牡蛎 12g，葛根 12g，薤白 12g，枳壳 9g，干姜 9g，附子 9g，焦三仙各 10g。

服药后出现呕吐，吐出药汁和黏痰。

6月24日，病人自己开方。

> ▶ 处方：全瓜蒌 12g，薤白 12g，半夏 15g，枳壳 9g，厚朴 9g，党参 10g，炙甘草 9g，干姜 9g，白术 15g，桂枝 18g，茯苓 18g，杏仁 10g，生姜 12g，生龙骨 12g，生牡蛎 12g，陈皮 9g，肉桂 3g，附子 9g，另加少量黄酒。

服药后微汗出，自觉舒服，胸腔到咽喉部沉紧缓解，舌苔转为薄白，后背沉胀缓解，口中黏痰减少，心神不宁缓解。24 日从晚上 7 点睡到夜里 1 点多。

6 月 25 日，流清鼻涕不断，随后鼻涕和咳嗽缓解，该方是一个老中医提示，体内有痰饮，并不是单纯的阴寒内结。25 日上午，北京有一老中医认为应用小柴胡和桂枝茯苓丸为治，他认为有瘀血。

服 24 日方，但药后人觉得热，腹腔里难受，汗出。针太冲、内关，汗停。但还觉得腹腔和后背热。夜里两胁胀，有气体在腹腔里转动，胃胀不舒，按压时，从脐到胃跳动，胃部紧紧地有抵抗力，胃部沉硬，打隔，嗳气，想吐却吐不出，大便 2 次，胃部还不缓解，大便的形状是散的，口干微渴却不欲饮。到早上 6 点多开始缓解。

服药前小便黄，舌胖，边上有齿痕，苔白腻；服药后小便清，舌苔也变薄。受惊当时天气寒冷，月经当月没来，后来月经量变少，黑，干稠中带水湿，白带白黏样。

我对病情作了分析：病人经过两次人工流产，并且还有大出血史，这必定大伤肾气；加上后来的长期饮食不规律，后天之本也受损，不能为肾很好地提供能量物质。就从这两大相关联的问题来看，伤肾则肝不能疏泄，脾为之不运，所以就造成了脾肾两虚、肝气郁结的病机。病人本来就是身体虚弱，加上天寒、受极度的惊吓，气机随之郁闭于下不能上升；郁久化火又更进一步耗伤肾气，内郁生痰化热，热邪扰于上，则上焦也见到热象。

从临床症状群来分析：月经量变少，黑，干稠中带水湿，怕黑，心里恐慌，这都是肾气亏虚的表现，但这是因为流产大出血后没有调理好所致；不吃饭也感觉不到饿，胃部沉硬，打隔，嗳气，大便散开样，这是脾虚不运；呕吐出一些黏痰，黏痰吐后就觉得胃部舒服，否则就觉得胃里痞塞难受，口干，但不想喝水，口中黏腻，平卧则出现心悸、心慌、胸闷，白带白黏样带着水湿，这是明显的痰湿内阻，因为肾虚不能主水，脾虚不能运化，肝郁不能疏泄导致；胁胀，肚子里团气在转运，这是肝郁严重、气机不畅的表现，说到肚子里有一硬块，这里跑那里跑，这说明气机郁滞很严重。胸腹腔里热，这是明显的郁热内结，心烦、失眠等症状则是郁热上扰心神。

另外，我们从病人的发病时间来看，每天夜里 12 点开始发作，四五点钟最严重。

夜里 12 点是子时，一阳生，阳气一生则病发作，这说明了肝中相火内动，和内在的郁热合邪，随着时间变化，阳气越来越旺，到凌晨四五点时，阳气较旺了，但又还没有旺到外散的地步，所以这时最严重，到了六七点后，阳气旺到可以外达，内在的郁热会随之而缓解，所以病情又会见好转。

该病寒热虚实错杂，但因为病人的身体太过虚弱，虽说气机郁滞很严重，但是这时不能去破气，又不能去逐水。破气逐水只会更伤元气，元气亏虚，大气不能运转，气更滞，痰更多。所以治疗得固肾运脾以治本，平肝调血以治标。另外根据女性的生理周期，适当调整处方。

原医套用《伤寒杂病论》的处方来治，有些不太合适。病人虽见肝郁，但根本原因是肾虚无力升发，片面乱用桂枝、柴胡、葛根、生姜等风药来强行升肝阳，只有更耗肾精；见失眠只会套用生龙骨、生牡蛎、黄连、茯神、远志、合欢花、首乌藤等重镇安神药，而没有抓到病的根本问题。所以久治不好。

> ▶ 本人开方：菟丝子 30g，覆盆子 30g，鹿角片 20g，巴戟天 20g，炒山药 20g，芡实 20g，党参 30g，苍术 30g，茯苓 50g，半夏 20g，陈皮 15g，干姜 15g，黄芩 15g，当归 15g，天麻 15g，石菖蒲 10g。嘱其如见心烦失眠，加泽泻 10～15g。

菟丝子、覆盆子、鹿角片、巴戟天、炒山药、芡实固肾养精，平调阴阳为根本；党参、苍术、茯苓、半夏、陈皮、干姜温中运脾以促后天运化，使气血生化有源；黄芩、天麻清肺平肝以去郁热；当归和血；石菖蒲化痰开窍。山药和芡实能脾肾两固而涩精；黄芩、干姜合用又能辛开苦泄以调胃；茯苓去湿渗安神，和黄芩、天麻合用能引药下行。

对该病人选药要注意，虽说肾气亏虚，但固肾药不能用枸杞子、熟地黄、山茱萸等滋腻药，因为病人脾虚痰湿重，再用滋腻药，只会增加脾胃的负担，使痰湿更重；温阳药不能用肉桂、附子等药，因为这些药只有温阳作用而没有生精作用，所以选择巴戟天、鹿角片等既能温阳又能生精的药为宜，特别是鹿角片一药，除了温阳生精的作用外，还有很好的攻坚散结的作用，和当归合用，则有较强的化瘀散结的效果；病人痰湿严重，这是病之标，因为痰湿内阻，一则不利补肾，二则不利运脾，所以必要急去之。所以用苍术 30g，茯苓 50g，半夏 20g，陈皮 15g，石菖蒲 10g，这大队去湿化痰药。内在的郁热是依附于痰湿之中的，痰湿一去，则郁热也随之而去，上扰心神的情况就能得到缓解。前人治失眠用半夏，目的无非也是为了去痰湿而已。

接下来几天，病人的情况反馈：

2012 年 6 月 27 日：药才喝一半，下午水样便 2 次，觉得有点渴，咽喉有点发紧不适，白天无两胁发胀，头顶还有些胀，脐下跳动又跑到左侧去了。

2012 年 6 月 28 日：昨天夜里 11 点还是觉得气体在转动，胃里没有原来那么胀了，还睡着了，时睡时醒。早上起来吃了一个大菜饼。

今天好像胃口大开，饭后也不觉得难受，下午 2 点多到 5 点多有觉左胸胁胀痛，左边脑袋嗡嗡响，呼吸还受小腹控制，不自然。

2012 年 6 月 29 日：昨晚睡着了，到 11 点多会自动醒来，但一会儿又睡着了，时睡时醒，左胁微胀，早上吃了一个大菜饼，好像没饱。右脉还是寸浮，关到尺沉。

2012 年 7 月 1 日：胃口比之前好了，食后也不难受了，就是每到夜里 11 点就开始难受，要折腾到夜里 1 点才好，然后可以睡到早上 6 点多，肚子里有一个大块包，按着会跑，一会儿跑到肚脐，一会儿跑到胃，跑到哪，就哪里难受。

7 月 2 日：胃口很好，夜里仍不舒服，有时还会左胁和头顶胀，脑袋嗡嗡响。夜里肚子发热，有气咕噜咕噜，我哥说我脸色有点开始转红了。

7 月 3 日：胃口好，能吃，发了一脸的痘痘，肚子还会咕噜响，头顶的左侧还会胀，夜里可以睡了，夜里 10 点多，依然难受到 1 点多，不过程度轻了。梦很多，不是梦见大蛇，就是梦里很生气，气醒的。肚脐到心下还会跳动，但不会像原来那样跳得快了，肚子那个包块还在。今天才吃了 6 服药。

我叫她在药里加泽泻 10g。

病情已经开始好转，但病重，治疗起来还需要一个较长的过程，久病体虚之人，治疗上不能急功近利，医生要有这方面的客观治疗，病人也要耐心配合。

7 月 7 日：舌苔厚腻，水滑样苔，胃口也觉得不舒服，平卧睡觉还觉得胃里很沉，吃第 10 剂药。

我叫她去泽泻，加生姜50g。天气进入小暑天，气温升高，阳气外浮，内阴相对来说重，所以去泽泻之寒，改用生姜之温，以散寒去饮。生姜是辛温风药，能顺应暑天的升发，和伏苓合用，可促进气机的升降。但是病人终是因为肾虚无力气化，这时加用生姜，也是一时的权宜之计，无非是标证厉害，急治时标而已，治本还得在肾中求。

7月10日：这几天有时睡得好，有时睡不好，但比在上海要改善很多；胃口总体比以前好，有时吃得多，有时吃得少，食后打嗝嗳气还有，也好多了；舌苔没有退，还是水滑样，肚子里有水和气的咕噜咕噜声；程远洋说原来心下悸动的症状消失，但肚脐还悸动。

脐下悸动是内湿严重的表现，主要还是因为肾气亏虚无力气化为根本，虽说寒湿严重，但就目前的治疗还得以原思路不动，以待肾气的逐步恢复。如果再用化湿药，虚阳必更下陷，清阳不得上升，内湿更不能去，必治成坏症。现在时值三伏天，内阴重，所以治疗必要扶内阳才是正治之本。

就这十几天时间来看，天气变化对人体的影响实在很大。病人初诊时，时值江南的梅雨季节，虽说外湿重，但舌苔的水样滑腻反而不会很明显；出梅了，进入三伏天，虽说天晴，但阳气外浮太过，内阴过重，反而见水样苔。古人说的"夏吃姜"，实是生活中的经验之谈。只是用姜也不能太过，得结合身体的具体情况和其他药的有机配合才能达到治病养生的效果。

此患七八月份在金华呆过20来天，我从多方面结合治疗，后来又来金华开过两次处方。都是以大剂固肾填精药为核心组方，酌加和胃调肝。肚子里的转气还有，但比以前好多了。胃口不错，大小便亦很正常。最大的进步是原来整天惶恐不安，现在已不会，但还是易受惊吓。9月中旬，患者短信告诉我肚子里已经不转气。

惊和恐是有本质区别的，恐是已知的，比如人总是觉得没有安全感，什么事都怕；惊是不知的情况下所感受，比如有人在背后忽然大叫一声，人会受惊。气为血帅，受惊则血乱，所以惊为心所主。而恐则气泄，恐是肾之志，所以人见恐，必是肾气大亏的表现。本病人先是流产大出血没有好好调养，伤了根本。根本一伤，元神就不能主五脏的气机。后来又受惊而气乱，于是人的气机乱上加乱，由此导致肾失封藏、元神失养而整天惶恐不安。

　　所以说病人从整天的惶恐不安到易受惊吓，这是一个质的进步，说明肾中元气已经开始恢复，元神主持五脏功能亦开始增强。但对于这样一个肾气严重亏虚的病人来说，补肾实元速效之法，必须得有一个较长的时间过程。就算是整个病情从根本上治好了，还是有必要通过膏方等缓治慢调，以后针对天气的变化，进行一些预防性的治疗（这种预防性的治疗，就是中医学上的治未病）。两三年时间才能达到真正的彻底治愈。

笔记 55：心衰重症

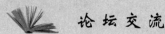

论坛交流

日期：2012 年 3 月 21 日

轻描淡写——

请问风湿性心脏病（风心病）用中医怎么治疗啊？扩张性心肌病（扩心病）用中医能调好吗？扩大的心脏经治疗后还能缩小吗？确诊是扩心病。心功能检查 EF 12%，FS 6%，医院下病危单了，说这两项很严重，随时有危险。在这边找了很多中医了，吃中药吃中毒了（患者说是用了大量的附子。）

西医的医生说只有换心脏才能改善，换心脏对于我们农民来说想都不敢想，要 20 多万，我们卖一辈子菜都挣不到那么多钱，我还有一个妹妹在上学，我爸爸是家里的主要劳动力，我们家唯一的男人。现在医院下了病危单了，随时都有生命危险。我爸爸才 56 岁。现在的彩色超声诊断报告单是：全心增大，左室壁运动障碍，肺动脉高压（中度），二、三尖瓣中度反流；主、肺动脉瓣轻度反流；左心功能减低。这样是不是特别严重了？

我带我父亲看了很多中医都治不好我父亲的扩心病，我去找了湖北十堰的余医生，去了长沙找胡教授，治疗效果都不理想。心力衰竭加重，心脏继续在扩大，他们都没有很好的办法，您说心脏扩大后还能缩小吗？

十堰余医生开的方子：附子 40g，龙骨 25g，生牡蛎 20g，当归尾 20g，红景天 30g，银杏叶 40g，石菖蒲 15g，干姜 20g，薤白 20g，枇杷叶 30g，槟榔 15g，红参 30g，白术 30g，生麦芽 20g，火麻仁 30g，酸枣仁 25g，桂枝

30g。

吃了后脉象强些，但是小便利不下来，吃不下饭，走不动路，吃了快一年中药了，现在闻到中药味就会反胃。现在情况危急，西医说生命不会太久了！

吴南京——

你爸爸的病是阳气大虚，阳虚不化水，水气凌心，治疗重在利水温阳，这位余医生的治疗，不对路的。不利水，是救不了心的。

轻描淡写——

长沙离我这近，我去长沙找胡老师看了。你看看胡老师的方子：粉防己9g，黄芪45g，红参15g，生石膏30g，茯苓30g，桂枝12g，麻黄9g，附子15g，细辛6g，丹参15g，大枣10个，生姜15g，车前子30g，白芍9g，白术15g，葶苈子30g，香加皮5g，玉竹30g。

吴南京——

这个方子是在利水了，但药太寒了。粉防己9g，生石膏30g，葶苈子30g，丹参15g，车前子30g，白芍9g，玉竹30g。这样大队的寒凉药在用，我认为是不对的。

方太杂了，治大病，用这样的杂方怎么能行呢。治重症的处方，不是这样组合的。

轻描淡写——

现在心脏的搏动都快没了，西医说常人心脏大成这样子早就不在了，现在舌上有几个地方烂了，舌下紫点很多。舌的颜色有点偏乌，嘴唇都是乌的，西医说嘴乌是缺氧（按：舌上烂，是虚火上浮所致）。

吴南京——

生黄芪100g，茯苓200g，葶苈子20g，泽泻30g，鸡血藤50g，炮附子30g，生姜30g，桂枝15g。吃两剂看。药煎浓点，晚上就去弄来煎。水多放点，煎的时间长点，药煎浓点。能喝多少喝多少，少量多次的喝。

轻描淡写——

还有一方，去年病危时喝的，您看看：明附片60g，炮姜60g，炙甘草

60g，红参 20g，生晒参 30g，山茱萸 60g，生龙牡各 30g，生磁石 30g，北五味 15g，茯苓 30g，生白术、炒白术各 15g，炒白芍 15g，丹参 20g。还要加猪胆汁、童便、葱白。

吴南京——

只去温阳，不去利水救心，这是不对的。

轻描淡写——

医院现在也用利尿药，消肿很快。消肿后人会舒服些。

吴南京——

利尿是伤人的。你爸爸现在这样子，单纯去利尿是不行的。所以还得补气温阳来治才行。所以我用了大量的黄芪和温阳药。

轻描淡写——

嗯，我也知道利尿伤人，他的手惨白、没血色。但是稍热点就心烦。阳虚得很厉害。

吴南京——

手惨白、血色，这是明显的气阳虚。水气凌心，本来就是这样子的。一剂药下去，会有点好转，就非常不错了。

> 日期：2012 年 3 月 22 日

轻描淡写——

老师，今天感觉说话有些力气了。我感觉用西药利尿后脉又软绵绵的了。

吴南京——

利尿伤气伤阳。现在叫医生观察着，不到万不得已，别去利了。我这中药已有较长的利尿作用了。

轻描淡写——

昨晚到今天白天 3 点多，小便 700ml，3 点多利尿后不到一个小时 2000 多毫升。

吴南京——

不能再用利尿药了。自然尿量达到 700ml，中药吃下去，会达到 1000ml 的，你再用利尿药，这样尿量达到 3000ml 以上的，会损人的。

观察着，不到万不得已，西药利尿药别去乱用。明天用这个处方：生黄芪 150g，茯苓 200g，葶苈子 20g，泽泻 30g，鸡血藤 50g，炮附子 30g，生姜 30g，桂枝 15g。

轻描淡写——

上午和下午的脉都不一样。

吴南京——

利尿是会伤阳的，西药的利尿药一用，阳气又更虚了，反而不好。所以明天叫西医停用西药利尿药。阳气伤了，不能气化，尿更不能排出。所以利尿药只是急救一时而用。解决不了根本问题。把你爸爸每天的情况都要告诉我。

日期：2012 年 3 月 24 日

轻描淡写——

老师，今天早上 9 点到现在小便大概有 700 ～ 800ml，今天舌边烂的地方开始慢慢好了。

吴南京——

开始好转了，好好好。现在利尿药不能再用了，再用利尿药，真的会没得治了。按第二个处方吃。连吃 10 天再说。

轻描淡写——

好的，今天没打利尿药。昨天利尿太严重，脉都还没恢复过来。

吴南京——

是啊，这样强的利尿很伤人的。心脏衰竭，阳气虚成这样子，再强行利尿，最后会无水可利。生黄芪得用到 150 ～ 200g，量少了，起不到效果的。

轻描淡写——

好，那明天去买，加到 200g。我爸说每次小便时尿的都不多，连着 3 次才 100 多毫升，最多一次尿 180～200ml。不过今天什么利尿的西药都没用，也尿了 800ml，很好。

吴南京——

大剂量的生黄芪和生姜合用，一收一散，还有很好的抗风寒作用。现在天气忽冷忽热的，你父亲阳虚易受寒，这样的组合，就可以起到很好的预防作用。

你爸爸如果现在患了感冒，那会是致命的。

日期：2012 年 3 月 25 日

轻描淡写——

老师，今天我爸打了一天的喷嚏，流清鼻涕，上半身胸口前这边痛一下，那边痛一下，是在排寒气和活血通经络吗？今天小便有 1700ml。昨晚没怎么睡好，昨天小腿肚子痛，今天手掌到手腕处痛（手掌这面），三四点了才睡，可能是白天睡了的原因。

吴南京——

正常，说明你父亲的阳气开始恢复。这是好事。没有用利尿药，尿量达到 1700ml，这是好事。他的胃和肝疼痛好点没有？

轻描淡写——

要好多了，还有点痛。

吴南京——

打喷嚏是阳气外通的表现。上半身胸口前这边痛一下、那边痛一下，这是阳气恢复，气血通畅的表现。放心吃药，1 天 1 剂。他的肝和胃痛开始好转，这是非常好的事。

日期：2012 年 3 月 26 日

轻描淡写——

老师好！今天小便有 2000ml，打喷嚏和流清鼻涕的现象要比昨天轻些了。

吴南京——

没再用利尿药了吧？

轻描淡写——

没用了，两天都没用了，可以出院了。

吴南京——

目前还要不要吸氧？

轻描淡写——

每天都还吸氧。

吴南京——

那再住几天院吧。别一下子出院。但利尿药和强心药是没有必要用了。就吃中药，1天必须吃1剂，不能因药量重而怕。没有这样的药量，治不了病。

日期：2012年3月27日

轻描淡写——

老师好！今天我爸还滴注了强心药，今天小便700多毫升，还会有点打喷嚏，要打又打不出来，肝胃按着还会有点痛，其他没有哪不舒服。

吴南京——

这是着凉了。明天在你爸爸的药里加麻黄10g。放麻黄，有几样好处，一是可以强心，二是可以增加利尿效果，三是和大剂的黄芪、附子合用，能治风寒。

日期：2012年3月28日

轻描淡写——

老师您好！今天大便有两次，软不成形，小便现在有1200ml，口不渴。今天按着肝胃处比昨天要痛一些了，今天我看肚子好像又胀大了些，这两天看脸有点浮，舌下又有紫点，刚开始吃中药两天好像没了的。

吴南京——

正常。原方不动，把中药吃了，但你爸爸一定要注意保暖。千万别着凉了。虽说你爸爸现在水气重，但他气阳两虚，利水药不能太过，因为利水伤阳。不能急。这两天，你爸爸受寒了。你说他流清鼻涕，这就是一个佐证啊。水气重，不到万不得已，别去利尿。按今天的处方，把中药吃了就行。

轻描淡写——

老师，今天我爸觉得身上容易热，一热就会心烦，请问这是什么原因啊！以前也有过这样的情况。

吴南京——

葶苈子 20g，泽泻 30g，这两个都是针对化热的。还是原方不动，明天晚上再说。尿量在 1000ml 以上都可以不用西药利尿。放心。

> **日期：2012 年 3 月 29 日**

轻描淡写——

老师您好！今上早上 10 点到现在小便 1500ml，大便一次，刚开始成形，后面的不成形。口不干，白天睡着背中间还是热。

阴虚？心阴有亏？是这原因么？舌下还是有较重的紫点，舌根苔厚，舌尖薄白苔。

吴南京——

不是阴虚。你父亲是气阳大虚。大便先硬后软的情况，就是明显的脾胃虚寒啊。这种大便，叫虎头蛇尾。《金匮要略》里讲是胃中冷。正常。气阳虚成这样子，到水气凌心的程度了，治起来，没有速效之法。一定要注意保暖。气阳虚，则脉不行，很正常的。按今天的处方把药吃了，重症治疗不能急。活血药用量大了，耗精伤血，更不好。

> **日期：2012 年 3 月 30 日**

轻描淡写——

老师好！今天我父亲小便有 1800ml，大便一次，比昨天的要软一点。今天白天睡着背上还是热，有一点点出汗。

> **吴南京——**
>
> 其他还有什么不舒服？
>
> **轻描淡写——**
>
> 其他没有哪不舒服。
>
> **吴南京——**
>
> 好。按昨天的处方，再吃三五天。

2012 年 3 月 31 日，家属来短信告知患者尿量 1300 多毫升（用了利尿药），痰有点黄，咳痰不是很顺畅，晚上睡觉时，背部的膀胱经很热，血压 60 ~ 90mmHg，体温 35.6℃。

我让病人放生石膏 30g，麻黄减量，每剂用 5g。

2012 年 4 月 2 日我和朋友一起去安徽玩，早上患者家属来短信：24 小时尿量 2000ml，4 月 1 日大便一次，晚上没有睡好，咳嗽比前一天严重，晚上要比白天严重。咽喉似有东西，医院医生看了咽喉肿。痰白色，医院医生听了，说肺里没有问题。背上热，痒。脉弱，用点力就感觉不到脉的搏动。体温 35.8℃。病人家属晚上又来短信，说患者睡着身上黏黏的，吃了热饭就出了身汗，睡着背热的情况要好些。白天还是有点咳，痰白，在医院里用了橘红颗粒、甘草片、芙朴感冒颗粒。体温 35.9℃。

2012 年 4 月 3 日晨，家属来短信：患者咳嗽好转，睡得较好，背上也不怎样热，24 小时尿量 1350ml，24 小时内没有大便，血压 70 ~ 100mmHg，体温 35.9℃，早上醒后有点口苦。昨晚出汗后，人看起来虚了些，口干。其他一切还好。晚上 10 点钟来短信，说尿量只有 1000 多毫升，胃不舒服，不想喝中药，舌边有点溃疡，胃口不好。

> ▶ 换方：黄芪 200g，茯苓 200g，炙甘草 30g，陈皮 15g，生姜 30g，桂枝 20g，炮附子 30g，丹参 30g，泽泻 30g，白茅根 50g。

2012 年 4 月 4 日，来短信：血压 66 ~ 100mmHg，体温 36℃，早上胃口不太好，医院里的医生听诊器说胃胀气。通过彩信发了图片，见舌红，根苔白厚。人觉得累，脚也累累的感觉。医院里用了多潘立酮片。晚上来短信，体温 36.5℃，背热的情况要好些，人没有什么精神，胃口还不怎么好，大便一次，尿量 1100ml。

> ▶ 换方：生黄芪 150g，生白术 50g，茯苓 200g，厚朴 15g，枳壳 15g，鸡血藤 50g，泽泻 30g，炮附子 30g，干姜 20g，麻黄 10g。

病人的病情得到控制，已于 4 月底出院。

这位病人的治疗，从总体上来说还是较理想的。原来舌暗，转到舌红。没用利尿药，24 小时尿量也一直在 1000ml 以上。血压上升到 66 ～ 100mmHg，体温也上升到 36℃。生命已没什么危险，但还要继续治疗。

对这样的重症病人，在这些天的治疗过程中有些感想，一是中西医结合治疗的问题，二是重病在治疗过程中的新病问题。

这病人单纯用西医治疗是不现实的。肾中阳气大虚，不能气化，已到了水气凌心的地步，去水是保命的关键，但西药只能利尿，不能保阳气，只会更伤阳气，所以西医治疗不了。但病急了，又不得不利尿以救心，这时就得中西医结合，一起来治疗。

这病人的治疗，得补气温阳和利水一起进行。病人虽说是阳气大亏为病之本，但病本所致的不能气化水湿，水气凌心，这才是要命的标证。

急则治标，虽说病人阳气大亏，但只要在温阳的基础上来利水，温阳利水一起来对待，还是可以的，没有必要怕利水，因为这时的利水就是保命啊。中医治病的原则，是先治急的，本急先治本，标急先治标，标本一样急，就标本同治。这病人是标本一样急，所以治疗得标本同治。病人胃口不好，一是因为体内的水湿充斥所造成；二是阳气大亏，无力运化；温阳利水，胃纳自然会好转。

从另外一个方面来说，心主血脉，阳虚无力行血，处方里还有必要再酌加些通血药。

《黄帝内经》谓："心主血脉。"就是指心运一身之血，生命活动功能得有血来载气，以输送到全身各处，才得以实现。但血的运行，得有阳的温煦和气的推动。所以《难经》对治疗方面进行了补充，提出了"调营卫"的方式。

营卫，指的是阴阳。营是指阴守的一面，卫是指阳动的一面。阴阳是互根的，所以要治疗心脏，得有阴血的滋养，又要有气阳的温煦和推动，心血和畅，全身各组织才能得养。但阴阳两面是要相对平衡的，要让这阴阳两方面都趋于一种相对的平衡，所以用一个"调"字来说明治疗的方式。为什么不用"补"、不用"泻"，就是因为病的虚实夹杂，治疗得攻补兼施，所以用一个"调"字来说明。

这病人的阴阳失衡，是因为阴太重而阳太弱。阴太重，不是说血太多，是水太多。血水同源，水湿太多，心脏的负担就加重，就要有更多的气来推动和阳的温煦。但这水湿又是因为气阳的虚所造成，从而形成了一个恶性循环。要解决，得两方面一起进行调整，一是促进气阳对血的推动作用，二是要把多余的水湿去除，以减轻心脏的负担。但就去水湿的角度来说，中药的利水药，效果是不如西药的利尿药。所以对于这样标重的问题，病人住院用西药的利尿药来急治其标是正确的，但对气阳虚损这方面，西药不能解决，并且反复用利尿药会伤阳气，很多病人到医院用西药利尿，病情反而越治越重，原因就出在这里。所以在中西医结合治疗本病时，用西药来急治其标，和中药的补气温阳相结合，可以明显地增强效果。

对于痼疾和新病之间的治疗问题，这是治疗学上的一个大学问。虽说两千年的中医对这问题做了很多的论述，但现在的人急功近利，也不太去深究这些原则，这是一个悲剧。

以前有的人说先治新感病，但要看具体情况，因为一切治疗都是在人体正气（免疫力）的基础上进行的，虽说有痼疾，但也要看病人的免疫力如何。在免疫力还可以承受的基础上要去病，但如果说病人的免疫力已经到了无力运药的地步，就是神仙也无能为力。《伤寒杂病论》里的少阴病篇对于这种人的免疫力虚到了极点，无力运药的情况，张仲景也不出方，所以对于痼疾和新感病之间的处理，总要先诊人的正气强弱，再确定攻病药的选择和用量。

该病人阳气大虚，在治疗过程中受风寒，虽说病人开始未见发热，但从打喷嚏、流清鼻涕、上半身胸口前这边痛一下那边痛一下、小腿肚子痛、手掌到手腕处痛等症状来诊断，病人已经受了风寒。虽说治疗上是正确的，但因病人体质实在太弱，无力祛邪，病情还是加重。到了后来背部膀胱经发热，这是寒邪闭表，内热不能外散的化热情况，从病人背后发热的情况来看，说明我的治疗是正确的。因为病人的阳气虚弱到这种地步，还能见化热的情况，说明了病人的阳气在逐步地恢复。但时值春天，气温也开始升高，阳气上升，加之内阳上浮，所以在原处方的基础上加了30g生石膏。用生石膏有两方面的目的，一是石膏味辛能透邪外出；二是石膏性寒，又是金石之药，有重镇之效，能把人的浮阳潜镇于下。

病人后来汗出邪去，背热见好转，但汗出也一样伤阳，本来就是阳气大虚的病人，再出汗，脾失之温而见纳差；气化功能也下降而尿量变少。但从病人汗出、又没有汗流不止的情况来看，病人的阳气开始逐步恢复了。我们从病人的体温和血压的上升可以知道。

因为阳主固，阳气确实太虚是会汗流不止的，这点《伤寒论》中讲得非常清楚，现实治疗中也常见到，比如一个病人，身体大虚时，也会汗流不止，就是因为阳虚不固。所以从病人的汗出背热退来看，这些都是好现象。但病人因受寒，病情有变化，脾胃的功能也见受损，所以换方时用了白术、厚朴、枳壳等药以调脾胃，作为兼顾治疗。

对于心衰重症的治疗，李可创了"破格救心汤"（成分：附子30～200～300g，干姜60g，炙甘草60g，高丽参10～30g，山茱萸60～120g，生龙牡粉、活磁石粉各30g，麝香0.5g）。有人因为迷信李可，所以把他这处方用了很多迷信的话来夸大作用。

我们从他的处方分析和阳气虚弱的心脏病来看，有几方面的不足。一是心脏运血的问题。血得阳气则行，也就是说阳气大虚之人，必见血行不畅，所以治疗阳虚之病人的心脏病，必要酌用些调血之药。二是大气的问题，《金匮要略》提出了"大气一转"以后，《医门法律》有了专门的文章来论述，后来张锡纯也对之进行了论述。心血的畅行，得有足够的气来推动，所以对于严重阳虚的心脏病人来说，"运转大气"是一个治疗关键，但要运转大气来运心血，只有大剂用黄芪，而不是大剂用附子。三是元气脱的问题，张锡纯说脱症脱在肝，所以提出了重用山茱萸来固脱。李可也采用此说，但从他的破格救心汤的药物组合上来说，用炙甘草60g，山茱萸60～120g，生龙牡粉、活磁石粉各30g，这样的大剂固敛之药，对于心血的畅行是起反作用的。生命危重时，元气将脱，一身的气化功能也将消亡。元气脱，无力行血，五脏功能由此而败坏，大量固肝肾，实不利于救脱。救脱之时，必要去考虑肾的气根、肝的萌发、脾的升清、肺的输布。这样才能使营卫气血充和，充满流行而无瘀滞，自然生津生血，三焦气化功能才能正常发挥，人才会有生机。

当然李可此方的回阳作用还是很强的，特别是方中加用少量麝香，这是此方之精华，但没有必要去盲目乱用。有些人说"四逆汤类方虽补阳而救脱不足，来复汤虽救脱而补阳不足，两方合为一方不仅可以互补，尤其是在破格重用附子、山萸肉后发生了质变，更增入活磁石吸纳上下，维系阴阳，麝香开窍醒神，开中有补，从而成为扶正固脱、救治心衰的破格救心汤"云云，这全是文字医生的一些书面理论，不足取。

就该病人水气凌心的病机，不去利水，怎样救心？中医讲的是辨证论治。机械套用某名医的成方，不从医理上去深入理解，灵活运用，这是不对的。

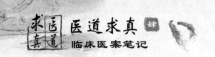

笔记 56：大气下陷

　　金某，女 48 岁，金华人。3 年前因误食不干净的食物而致腹泻，腹泻治愈后患者觉得神疲无力，胸口发闷，腹部及腰部一圈自觉灼热感，小腿酸胀无力。在金华当地多家医院检查身体一切正常，中医治疗无效，一直为此所苦。2009 年 6 月延余诊治。观前中医所用之药多以疏肝理气为主，间有用清热凉血药。我诊得舌脉正常，并无异样，细问之，患者说睡卧 5 分钟则胸不闷，腰腹不烧，小腿不胀；如果醒了起来 5 分钟则开始胸闷，腰腹烧，小腿胀。

　　拟：补中益气

　　▶ 处方：生黄芪 100g，党参 30g，白术 15g，当归 15g，柴胡 5g，升麻 5g，生白芍 15g，陈皮 10g。5 剂。

　　嘱其如果吃了有效则以原方再吃 5 剂。

　　次日患者来电话，说只吃一剂药，症状就减轻一半，非常开心。半年后，她介绍同村另一患者来看妇科病，我问及她的病情，说已痊愈。

　　按：本患诊断的重点，在于患者发病的体位性，人直立就觉得胸闷，躺下则好，这是宗气不足的表现，因为宗气大虚，大气下陷，元气下流，所以腰腹部烦热、小腿酸胀。因前医见胸闷就疏肝，疏肝药大多为燥药，都有耗气伤血的副作用，使气更虚。本人见《金匮要略》讲到的"大气一转,其气乃消"，参阅《医门法律》和《医学衷中参西录》对大气的论述，悟出此理。这是一个变通补中益气汤症，元气的上升在于肝的疏泄，张锡纯说黄芪大补肝气。其实黄芪是补一身之气，气为阳，主升发，所以本案重用参芪以运转大气，使大气得复；气虚血必滞，用当归理血中之滞气；升麻和柴胡提气；白术、陈皮健运脾胃，且白芍以制升提太过，同时也防柴胡伤阴。

本案从舌脉来看实难辨别，详细的问诊很关键。

很多病人到大医院看专家，因为迷信专家，专家讲的任何东西都觉得有理。但只要见到年轻中医，一来就是伸手叫医生把脉，要考考医生的水平高低，临床上很多病症根本不可能单从脉象而诊明，比如一个气血旺盛的妇女，快要来月经时，脉象滑数，与怀孕的脉象没有什么差别；但一个气血虚弱的孕妇，则常常见沉细弱脉。中医诊断讲的是四诊合参，有时从症，有时从脉，都要视具体情况而定。

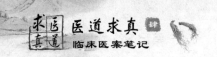

笔记 57：顽固性失眠

案1 李某，女，49 岁，浙江金华人。

面色暗黑，两眼眶尤甚。自诉近十来年一直睡不好，每天只睡一两小时，稍动就惊醒，近两年不时汗出潮热，42 岁就停经。诊舌红苔薄，脉沉细涩数。

正常女性的绝经期一般在 48 岁以后，42 岁就停经，可见肾精大亏。此种失眠是因肾精亏虚不能生肝血，肝失所养，不能制约肝中相火而上扰心神，治疗的核心在于大补肾精，但上浮之火也必要去除，否则虚阳不能下潜于肾。病人久病必瘀，从面部暗黑和涩脉可知，所以还要加以活血。

> ▶ 处方：菟丝子 50g，山茱萸 30g，生地黄 30g，巴戟天 15g，怀牛膝 20g，丹参 30g，百合 100g，苍术 20g，半夏 15g，陈皮 15g，茯苓 30g，生栀子 10g。10 剂。

面部用白芷、红花、冰片等药研末做面膜外敷，药后睡觉稍见好转，面色黑暗稍有好转，但总体效果不明显。上方出入治疗近 3 个月，月经复至，病人能安然入睡，潮热汗出也转好，面色红润白净。

案2 张某，67 岁，浙江金华人。

张某因生意上的事多，劳伤心脾，失眠 20 余年。到处治疗未效。2008 年，经人介绍找我治疗。

我见张某面暗神疲，头发油亮。舌淡黯，有瘀斑，边上齿痕，苔薄。脉轻取见弦涩大，稍重取则无脉。《金匮要略》载："男子……脉大为劳，极虚亦为劳。"张某年过花甲，加上长期的操劳和失眠，身体大虚可知，治疗的方向必以大补元气为本。阳气过张，虚火上扰心神，所以失眠，但操劳所致的阳气过张，这阳气是肝中的相火，所以治疗必要清肝宁肺固肾，这是根本大法。久病体虚无力运血，所以治疗本病也应合以活血化瘀。健脾胃以促运化，养后天之本以滋化源，元气才得复。

> ▶ 处方：百合 50g，丹参 30g，钩藤 20g，天麻 20g，炒白芍 20g，菟丝子 30g，枸杞子 30g，巴戟天 30g，怀牛膝 20g，泽泻 15g，党参 30g，茯苓 30g，苍术 20g，姜半夏 15g，陈皮 15g。10 剂。

半个月后闻知张某药后安然入睡。再以上方巩固治疗 20 余天。2010 年 8 月，朋友来访，知道张某这几年一直睡眠良好。

案 3 孝顺某女，41 岁，浙江金华人。

长期守寡情绪抑郁，以至失眠，每晚睡眠时间不到 2 小时，白天神疲无力。多方治疗无效，2008 年春经人介绍找我治疗。见患者面色灰暗。自诉月经量少，色暗，先后不定期。大便不畅。舌淡黯，苔滑腻。脉沉细弦涩，重取无力，左脉偏弱，两尺稍有力。病人带来以往治疗的中医处方，大多是以酸枣仁、合欢皮、首乌藤等为治，治疗无效，只得吃安眠药，病人目前每天吃 2 片安眠药。时值经后 8 天。

拟：运脾温肾，化痰通络

> ▶ 处方：党参 30g，苍术 30g，陈皮 15g，茯苓 100g，半夏 40g，石菖蒲 15g，菟丝子 30g，怀牛膝 30g，全瓜蒌 30g，鸡血藤 50g，当归 15g。10 剂。

药后舌苔已退，睡眠好转，大便畅通，一天晚上能睡 5 小时。

> ▶ 处方：党参 30g，苍术 30g，陈皮 15g，茯苓 50g，半夏 20g，石菖蒲 15g，菟丝子 30g，怀牛膝 30g，全瓜蒌 30g，鸡血藤 50g，当归 15g。10 剂。

该病人后来一直没来再治过。2011 年初我到孝顺孔医生家吃饭，孔医生说起这病人这两年来一直睡眠良好。

从这三案来看，第一案是肾虚导致的虚火上浮，扰乱心神；第二案是操劳耗伤

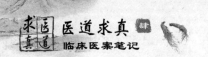

心神；第三案是脾虚痰阻。其实失眠的原因很多，但治疗失眠总的原则无外是调和阴阳两气而已。人醒则阳气出而劳作，睡则阳气入于阴。对于失眠无外阴阳失衡或阴阳不交。阴阳不交的原因主要是阳入阴的道路被阻。阻碍阴阳相交的，一是瘀血；二是气滞；三是痰饮。治疗时只要以此为辨证大纲，多能应手。

笔记 58：牙齿过长

何某，女，28 岁，浙江金华市人。

2008 年本人在某门诊部坐诊，见该人不时来牙科磨牙，问其所患，说牙齿总是往上长，咬东西时则牙痛，所以时不时要来磨掉一些。问诊知患者月经后期，45 ～ 70 天一行，腰酸腿软，大便先硬后稀，舌淡胖，脉沉细无力。

拟：健脾补肾

▶处方：白术 50g，泽泻 20g，巴戟天 30g，骨碎补 30g。30 剂。

2009 年 6 月，该患者因流产来找我调理身体，问其牙齿之事，已不再长。

按：齿为肾之余，肾为水脏，从大便先硬后稀来看是脾土虚不制水；舌淡胖、脉沉细无力则是很明显的肾阳不足，无力气化水液。此症实为水邪过重，使牙齿不断生长。治之重用白术补土制水，泽泻泻肾水之标，巴戟天、骨碎补温肾阳使气化有力，水除则齿不再长。

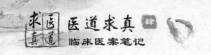

写作说明

一、本书所选的病案有笔者早期的病案，也有近期的病案，因为笔者对中医学的认识可能与某些传统观点有所不同，所以辨证和治疗也不同，体现了笔者中医治学的一个渐进过程，已在书中的章节具体注明。

二、笔者一直在临床一线从事治疗工作，面对病种也很杂，没有专于哪一病种。但人体是一个有机整体，很多疾病是相关联的，有的妇科病案虽名为妇科病，但是实际情况中还有其他的疾病存在，很多疾病发生于女性生育期，有不同于男性的胎、带、经、产等情况，病案中都有详细的记录。

三、为了把病治好，本着"辨证论治"的精神，笔者针对病情以药胜病，有的病案中记录了超大剂量用药，这仅仅是针对该疾病当时的治疗而已。相同名称的疾病，情况不一样，治疗方法也不一样，所以病案只是一个参考，千万不能机械地套用书中处方用于治疗。

四、书中的病案，早期的以现在医案通行写作的方式进行，近期的则以笔记的形式进行。有的有按语，有的没有写按语，但目的都是为了把问题交代清楚。

五、本书收录的医案，有的冠以中医病名，有的冠以西医病名，有个别病案，西医、中医病名都难以概括的，则以某怪病、疑难病冠名。有个别医案的冠名可能不尽符合，但都把中医的理、法、方、药详细的写出。

六、中医学有自己的理论体系，对疾病有中医学的判断标准，但很多病案中西医的实验室数据，可供参考。

吴南京

丙申年夏于浙江金华